走進
尹浩鏐 的 故 事

白舒榮——著

序：成功醫生背後的女人
——《走進尹浩鏐的故事》

彥火

聽說尹醫生要出傳記，撰述者是大陸知名文化人白舒榮女士。對此，我覺得好奇，也不免感到驚喜。

與尹醫生認識，還是白舒榮女士介紹的。我先是從白女士口中獲知尹醫生的奇聞逸事，最後是從尹醫生口中加以驗證，對他的傳奇性人生，更是饒有興味，況且執筆者白女士與尹醫生是多年的朋友，信筆寫來，得心應手。

尹醫生是朋友間對他的暱稱，他原名叫尹浩鏐。

他是在海內外卓有建樹的知名醫生。

我們且看以下他簡單的履歷，便知果然名不虛傳——

中國中山醫科大學及台灣大學醫學院畢業；

加拿大麥基爾大學醫學院住院醫生及博士後研究；

美國核子醫學及放射學專家；

加拿大皇家內科學院院士；

英國皇家醫學會會員；

世界醫學名人會名譽會員；

曾任美國多所大學醫院核子醫學主任；

中山醫科大學客座教授。

作為一個局外人，看到以上的頭銜，無不肅然起敬，畢竟這些醫學頭銜對一般人，不免陌生。

尹醫生在醫學領域的不凡成就已是公認的事實。

筆者之所以與他打起交道，是因為文學的因緣。

尹醫生退休後對文學很是熱衷和投入，這一共同的興趣，使我們結成好友。

他寫散文、小說、譯詩，興趣廣泛，一本本著作應運而生。

棄醫從文的他，一樣能寫出精彩人生，這是令人不能不佩服的地方。

文學與醫學原是南轅北轍的東西，在尹醫生的身上，卻能合二為一。

從醫，因了他鍥而不捨的鑽研精神，從而使他一舉成功，退休後，他把從醫的精神，投放到文學事業上，憑著他一顆對文學虔誠的心，在文學的海洋裏，同樣扮演了一個矯健的弄潮兒。

成功人士的背後，都有一個女人在默默支持，況且尹醫生背後有三個摯愛的女人，難怪他的事業有驕人之處。

白女士在這本傳記裏，花了不少篇幅敘述尹醫生生命中的三個女人對他事業的幫助和熱情支持。

難得的是，每個女人的出現，都是在尹醫生事業與人生的重要階段和轉折，對他起過雪中送炭的援手和莫大的激勵的作用。

第一個初戀情人劉笑華的出現，是在他被打成右派，處於人生一片灰黯的逆境之際。她美麗脫俗，蕙質蘭心。

她鼓勵他：「把你自憐的心收起來，不能向命運低頭，一個能從逆浪中沖出來的人，才是真正的勇者。」「人在逆境中要堅定，

要加倍努力，不要自暴自棄，假如連你自己都不愛自己了，還指望誰會愛你！」

初戀給予他不光是甜蜜的濃情愛意，還是鼓舞他向上的力量。

這成為尹醫生日後自強不息的座右銘。

初戀往往難成正果，卻是刻骨銘心的，對尹醫生也是如此。

可惜這個初戀情人與尹醫生有血緣關係，在雙方家長的反對下，被迫割捨，無疾而終。

但不管怎樣，尹醫生其後的人生歷程雖然也曾經歷坎坷崎嶇，但初戀情人對他諄諄的勉勵和叮嚀卻在日後的日子，得以派上用途：

> 在大陸當右派受歧視、偷渡香港無法安生，投奔台灣差點成了政治犯，青年尹浩鏐一路走來，磕磕碰碰，跌跌撞撞，但沒有被生活打倒壓垮，他深深體悟到：面對困難，歎息和抱怨，只能磨練人的毅力，猶豫和畏縮只能助長弱者的惰性。唯有受盡生活折磨的人，才能鍛鍊自己的意志。有了意志，才會建立信心。有了信心，便會產生自信。要達到自信，必須努力勤奮。勤奮可以捕捉一縷星光，有了星光的指引，成功就不再是遙遠的事了。（白舒榮）

第二個女人是他的第一任太太莫玉貞，可以說是在患難中見真情的典範。

她是在他人生的低谷和險境中翩然出現的。她聰明開朗，是大學校花。她不僅為他排憂解難，協助他逃過政治魔手下的刀光劍

影，使他化險為夷；在生活中也以忘我的精神，克儉克勤，為他建立一個安樂窩，使他心無旁騖地鑽研本業——醫術。

相信尹醫生的文學基因，也是來自這位讀文科的太太的。她在他負笈海外的行篋放入《契可夫小說選》，成為他出國後不可或缺的精神食糧。

在白舒榮筆下，尹醫生的第一任太太，無疑是一位賢淑、持家有方的妻子。

在加拿大那段艱難的日子，他們相濡以沫。「上班前，她為丈夫準備好早餐，晚上等丈夫回來吃飯。他每次出門，她都替他圍上圍巾，穿好大衣，親自送到公寓門口，一直望著他走到街的盡頭。她勤儉持家，呢子大衣破了，親自動手縫好。有一年，適逢中國大年初一，蒙特利爾大雪紛飛，氣溫降至零下四十度，她擔心丈夫路上摔跤，堅持攙扶他走到醫院，自己到圖書館看書，等他下班後再陪護回家。」

為了補貼家用，她堅持出去賺錢，在蒙特利爾銀行找到一份打卡的工作。家裏沒車，每天清晨冒著零下三十度的嚴寒，步行三十分鐘到銀行上班，晚上下班再步行回來。回到家時，耳朵鼻子都凍得麻木。從小生活成長在常年鳥語花香溫暖的南國，從小家庭富裕養尊處優。為了愛，她放棄優越生活，跟著尹浩鏐香港、台北、加拿大一路奔波，過著捉襟見肘的清貧生活。也是為了愛，她不畏寒不叫苦，不離不棄與尹浩鏐患難相守。（白舒榮）

至於第三位女士，也是現任的太太黃淑英，則是他在拉斯維加斯認識的另一位來自越南，芳齡19歲的漂亮中國女孩子，她貌似初戀情人劉笑華，使他情不自禁。

　　這位餐廳女服務生，在大學拿到學位後，一躍而成為拉斯維加斯一間大賭場的總管，充滿活力和朝氣，給他退休後的生活及暮年人生注入了勃勃的生機。

　　風流倜儻的醫生喜歡美女原是人的本性，在紙醉金迷眩目的霓虹燈下，竟然給他覓得一位出淤泥而不染、體貼入微而又娉娉婷婷的佳人，這是緣份，也是他的福氣。

　　我總覺得，緣份是奇妙無比的東西，它要來便來，要去便去，了無痕跡。

　　也許尹醫生在他晚年的生活更需要一個生活上兼備褓姆身份的愛侶。

　　結果眾裏尋她時，她出現了，給他遇上了！兩人在電光石火那一刻邂逅後，奮不顧身地結合，締造了一段人間美好的姻緣。

　　他們的結合當然也不盡是偶合那麼簡單，也有其現實的基礎。

　　聽尹醫生不止一次給我講述過同樣的故事，退休後的尹醫生一度經常涉足賭場，某次他賭運不濟，輸個精光，餘興未了，問起女友──現任太太──身上有多少錢，女友告訴他，她身上有五千美元，如果有需要，她還可以到銀行取錢給他。這位善解人意的姑娘，使這位多情醫生心動了、傾心了。

　　這位姑娘事後告訴尹醫生賭場的種種內幕和黑幕，使尹醫生不再沉迷賭博，最終她還辭了厚職，專心相夫教子，做一個恪盡職責的家庭主婦。

尹醫生後期小說和文章不無與賭場相關的題材，現任太太給他提供大量的素材。

　　這也是成就了一位醫生作家的契機。

　　這本傳記之引人入勝之處，是作者沒有以流水帳方式，純粹敘述一位醫生的成功史，反而以較多筆墨著眼於他豐富多彩的感情生活，和感情生活對他事業、生活的影響。這種充滿人性化的描述，使尹醫生形象更血肉飽滿，勃然生色，這也是本書成功的地方。

　　寫到這裏，我倏地想起托爾斯泰的一句話：

　　人生的一切變化、一切魅力、一切美都是由光明和陰影構成的。

　　對於尹醫生來說，也是這樣的。

　　（作者是香港明報月刊主編，香港作家聯會會長，世界華文作家聯會及世界旅遊文學聯會會長。）

目　錄

新科諾貝爾文學獎得主莫言稱自己是個講故事的人。他的小說為我們講了眼花繚亂的故事。主角都是活在當下，芸芸眾生的普通人。

每個人都有自己的故事，每個故事各有各的精彩。

尹浩鏐，中國中山醫科大學及臺灣大學醫學院畢業，加拿大麥基爾大學醫學院（McGill University Medical School）住院醫生及博士後研究，美國核子醫學及放射學專家，加拿大皇家內科學院院士，英國皇家醫學會會員，世界醫學名人會名譽會員。曾任美國多所大學醫院核子醫學主任，中山醫科大學客座教授等職。退休後從事文學創作，擔任美國拉斯維加斯華文作家協會會長，香港世界華文作家聯會和世界旅遊文學聯會等理事。

上世紀六十年代，尹浩鏐從地球上的東方到達西方，為改變命運在異鄉異國辛苦掙扎奮發圖強，經歷曲折跌宕，情感波瀾糾結、酸甜苦辣，他的人生頗富傳奇色彩。

筆者寫尹浩鏐，是想講生活在我們身旁、一個非虛構的真實人的真實故事。

他的故事，或許對世人有所啟迪。

第一章　**一路的跌跌撞撞**

一、火紅的鳳凰樹下

尹浩鏐祖籍東莞。東莞是廣東省轄下一個著名的僑鄉。中國大陸改革開放以來它被稱為「世界工廠」，名噪海內外。

簡單追溯一下，東莞的歷史始於新石器時代，據《廣東史志》記載，東莞盛產水草（莞草），莞人多以制香起家，對外行銷莞香。先用小艇把莞香運到南海一個小島的石排灣集中，然後裝入大貨船轉運到廣州及江浙等大商埠。當莞香盛產時，年收入可逾萬金。可見東莞歷來都是商貿繁榮之地。

尹浩鏐的家族在東莞亦以商貿起家。振華路是當年東莞城裏最寬闊最繁華的街道，祖父尹松在這條路上開了間百貨公司和兩間米鋪。如今東莞市仍保留著振華路的原貌，一百年前尹松在其店門上的大理石名牌刻下的「尹松記」幾個大字猶清晰可辨。

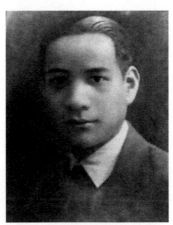

父親尹少舫年輕時照片

父親尹少舫在香港讀英文書院。成婚後的母親沒甘當家庭主婦過安逸生活，選擇了廣州陶強產科專門學校學習婦產科。1938年7月，這對小夫妻的第一個孩子尹浩鏐、不畏夏日炎炎捏緊拳頭呱呱叫著勇闖人世，給富裕開明幸福的小家庭增加了歡樂和忙亂。

　　可惜好景不長，日本侵華的鐵蹄踐踏到他的家鄉，為了逃難，全家搬到東莞縣石碣鄉。尹浩鏐跟隨到石碣鄉教書的父親轉了學，母親在村裏開了間診所。

　　兒時的尹浩鏐十分淘氣，經常打架，被老師罰跪，學校甚至曾想開除他。但這個淘氣包也不是全無是處，他天資聰慧，敏而好學，特別喜歡看課外閒書，能為同學一字不落地講水滸傳裏武松打虎的故事。

　　逃難到鄉下生活，對在父母卵翼呵護下的小男孩不會感覺是多麼大的災難，真正影響尹浩鏐的是他十三歲那年，父親不幸去世，而壯年的父母已為少年的他增添了六個弟妹。悲傷孤單的母親，難以承受養活七個子女的重擔，只好把長子送到東莞城的外婆家撫養。

　　父親的去世，壓在母親身上的重擔，讓頑皮的尹浩鏐突然長大了不少，在外婆家他學會了獨立生活，努力用功讀書，只盼著有能力早早分擔母親養家的責任。

　　尹浩鏐在校是個功課門門優秀、喜愛文學、經常受表揚的好學生；在家是個活潑聽話、不讓長輩們操心的好孩子。當年，上世紀五十年代，中國社會比較簡樸單純，少有多姿彩的誘惑，中學生的他，讀書學習、往返於家門校門，沒有什麼值得大書特書的內容。

　　不過人生中會有許多「偶然」，有的偶然，或帶來意外驚喜；

有的偶然，或帶來難得的機遇；多數偶然，不過是船過水無痕的偶然而已。但1954年7月15日，尹浩鏐外婆七十歲生日那天，一個「偶然」發生的事，卻帶給高中一年級的他，終生的糾結。

那天，外婆正和她的朋友們在偏廳票戲聊天，母親、姨婆和小丫頭福喜在廚房忙著張羅晚飯，他的弟妹及表弟妹們在前院嬉鬧。

七月中旬的東莞暑熱難耐，尹浩鏐在蒸籠似的房裏呆不住，放下手中的書卷，沒去前院加入弟妹們的開心團夥，信步走到後院納涼。

院中鳳凰樹上的花開得燦爛，滿樹豔紅花瓣隨著輕風搖曳，有些飄落到地，在陽光下亮紅眩目。不經意間，他發現樹下站著一個俏生生仙女般的女孩兒。

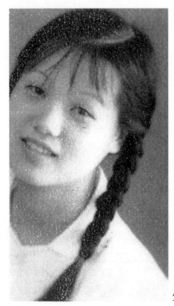

少女劉笑華16歲

哇！暗自一聲讚歎，一顆心不由突突狂跳不已，神思恍若進入幻境，莫非遇到了蒲松齡小說裏的狐仙？

　　他沒敢說話，生怕一開口，這道美麗的風景便會無蹤無影。正傻呆呆地愣著，耳畔傳來柔美的聲音，「你是阿華吧？」原來機警的女孩兒聽到腳步聲，回頭看到尹浩鏐，略為遲疑，便有是問。

　　尹浩鏐又名尹華。

　　女孩兒清麗脫俗，丹鳳眼，鼻子尖尖，嘴唇小而豐滿，下巴微微上翹。尹浩鏐忘情地目不轉睛看著她。女孩兒被他看的不好意思，又自顧自地說：「我媽常提起你。」

　　「你媽是誰？」尹浩鏐終於回過神來。

　　「你的外叔婆啊。」

　　「外叔婆？」聞言他心裏暗暗計算了一番。

　　「這麼說，我是你的外甥？我不信，你比我小啊！」

　　「我今年16歲，比你大幾個月呢。我媽說的。」女孩兒得意地一笑。

　　當時尹浩鏐十五歲零十個月。

　　女孩兒又說：「我媽時常提起你，說你聰明，很乖，我若有這麼個弟弟就好了。這次就是藉著你外婆的生日特意帶我來見你的。」

　　尹浩鏐非常喜歡這個女孩兒，問她可否當自己的好朋友。

　　女孩兒點點頭大大方方地答應了。

　　心裏漲滿了快樂的尹浩鏐，忘情地拉著她的手往廳裏跑去。

　　當晚，筵開三席。尹浩鏐坐在外婆身邊，同桌的還有舅父舅媽和他母親等。外叔婆和女孩兒坐在另一席。

　　他有點心不在焉，食不甘味，眼睛不時往女孩兒那邊瞟。正恨

自己忘了問她的名字，突聽舅母說：「你們看，笑華出落得越來越標緻了。」

「笑華」，她叫笑華，名字像人一樣開朗美豔。尹浩鏐把這個名字牢牢記在心裏。

晚飯後，晚輩們循例給外婆敬送生日祝辭。不外是些「福壽雙全，年年有今日，歲歲有今朝」之類耳熟能詳常見的喜慶話語。惟獨笑華把馮延巳的〈長命女〉改頭換面，作出一首別出心裁的賀詞：

「生日宴，敬酒一杯歌一遍，再拜陳三願：一願嬙娘千歲，二願各人長健，三願如同梁上燕，歲歲長相見。」

外婆聞言呵呵大笑，對外叔婆說：「瞧瞧你家這女娃，祝壽像唱歌兒似的。」

「是啊，別看她洗衣燒飯全不會，吟詩唱歌卻在行得很呢。」

「會吟詩唱歌很好呀，聽說笑華年年考第一，是學校的高材生。」

「哪里的話，阿華不也是最優秀嗎！」

外婆和外叔婆正交口誇讚笑華，舅舅在一旁插話：「咱阿華自念書以來都年年考第一。」

舅舅這麼一說，截斷了外婆和外叔婆的話題。

散席了，長輩們忙著握手互道珍重，尹浩鏐乘人不備把笑華拉到一旁，笑說：「出口成章，今晚的風頭全讓你搶了。」

「哪裏的話，我只是借花獻佛而已。」

「能把你這套本事教給我嗎？」

笑華點點頭。兩人相約週六晚上在振華橋下見。

客人散去後，已入夜，他如常洗漱上床，卻難以如常安然入夢鄉，滿腦子裝著笑華的倩影，默默念著她的名字，咀嚼她的一顰一笑和所說的每句話，一整晚迷迷糊糊，睡一陣醒一陣的，睡裏夢裏全是笑華。從此高中一年生尹浩鏐的內心世界開始天翻地覆。之前看小說、也聽人說過什麼「一見鍾情」之類的話，他全當瞎編胡說，認識笑華後，方深悟此說不虛。

笑華雖然和他年齡相仿，按輩分卻是他的阿姨。他知道同血緣戀慕不會有什麼結果，再加上外婆家和外叔婆家有嫌隙過節，這兩重原因像兩堵牆，實實在在是他和笑華密切交往的障礙。

他明白事理，卻無法管住自己的心。

關於兩家的矛盾，他是從外婆和母親的一次談話聽到的。

外公姓劉，在世的時候和他弟弟，即尹浩鏐的外叔公、劉笑華的父親，兩房的家人往來密切，關係十分融洽。外公精明能幹，全力打理家族生意，時常把自己的經商經驗傳授給外叔公。

可惜好景不長，生逢戰亂，外公被日本侵略者的炸彈炸死。當時外公的兩個兒子尚年幼，剛成婚的外叔公才二十出頭，就不得不擔起家族生意的掌門人，負責照顧全家。

外叔公為人內向，不愛交際，一心喜讀詩詞歌賦，兩耳不聞窗外聞事，一直在自己兄長的卵翼下長大，對做生意的事一竅不通。兄長在世時苦心教他生意經，全都這耳朵進那耳朵出，沒往腦子裏去。

不出三年，外婆家的兩個鋪子和值錢的東西都被騙走，外公辛勤建立的生意王國轟然倒塌，全家生活陷入困頓。外婆懷疑是外叔公中飽私囊，不肯原諒，從此兩家有了嫌隙，少有來往。這次外叔

婆借外婆的生日主動示好，作破冰之行，希望兩家修好改善關係。這顯然也僅是表面文章，外婆和母親對外叔婆家仍存芥蒂。

　　家族間的這些陳年往事，尹浩鏐不是不知道，但這絲毫沒有影響他對劉笑華的戀慕。

　　茶飯無心，聽課走神。外婆生日第二天，他放學回到家後直奔後院，放下書包，到昨天劉笑華站立的地方，模仿她，略揚頭凝望著火紅的鳳凰花，癡癡想：她現在正幹什麼，可否記得週六的約會？

　　日日念，天天盼。常胡思亂想：假如劉笑華不是自己的姨該多好，若能不要叫她姨，改口叫她華姐就好了。夜間在床上翻來覆去，神思恍惚，日間聽課走神。老師和家長都覺出了異樣，關切地詢問不已。

　　老師和家長不知尹浩鏐正逢少年維特之煩惱，對他找的各種搪塞理由沒多加懷疑。他每天滿腦子裝著劉笑華的倩影，讀著鐘點數日子，總算熬到了星期六。

　　吃了晚飯，他偷偷溜出後院，匆忙往振華橋跑。大汗淋漓趕到時，天幕尚未嘗降下。他和笑華既沒約固定的時間，也沒說清楚等在橋下的那邊。好在振華橋不長不寬，找個人不是難事。尹浩鏐選橋側一塊比較平滑的地方坐下，遠眺群山，近觀流水，直等到月亮悄悄爬上樹梢。

　　劉笑華終於出現了，衣著淡雅，秀麗脫俗，越發嬌俏動人，更勝初見面那天。在月光下，美豔得令尹浩鏐心醉。

　　驟然，拜倫的一首詩，浮上尹浩鏐的腦海：

她從美麗的光影裏走來，
在這星光燦爛無雲的夜空；
明與暗的最美影像，
交會在她的容顏和眼波裏；
溶成一片恬淡的清輝，
遠勝那濃艷的白天。

多一道陰影，少一點光芒，
都會損害那難言的美姿。
美在她濃黑的髮波裏流蕩，
柔和的光輝灑滿在她的面龐；
那兒充滿了歡愉的思念，
在這純潔高貴的殿堂。

那幽嫻的面頰和眉宇，
沈默中顯露著萬般情意；
那迷人的微笑，那灼人的紅暈，
顯示著柔情伴送著芳年；
在那和平面容的靈魂之下！
蘊藏著一顆至純至愛的心房！

　　尹浩鏐仿佛被大地的巨手牢牢抓住，癡立著，心鹿怦怦亂撞。
直到笑華赧然一再道歉，他才返回魂來，緊緊抓住她的手，生怕稍
一鬆，她就會輕煙般嫋嫋升空。

劉笑華紅了臉，掙脫他的手，轉頭躲過他燙人的目光，指了指說：「那邊風景好，過去走走好嗎？」

　　兩人手挽手緩步走到停泊渡船的地方。劉笑華靜靜地望向明月，似有無限心事。尹浩鏐正要發問，只見她的臉頰淌下兩行清淚。他嚇了一跳，以為自己不小心得罪了她。再三再四追問，原來是劉笑華感歎自己無父的孤單身世，擔心尹浩鏐是否真的喜歡她，她和尹浩鏐的友誼能否久長。

　　尹浩鏐對天發誓朝地賭咒，說自己交給她的心是百分之百，全然不在乎世俗禁忌閒言碎語。他想岔開轉換話題，便說：「我念一首詩詞給你聽好嗎？」

　　他背誦了宋祁的〈木蘭花〉。劉笑華連贊「好詩」，並問：「你最喜歡其中的哪幾句？」

　　「浮生常恨歡樂少，肯愛千金輕一笑，」尹浩鏐說：「人生不如事十常八九，我們年紀輕輕便經歷了戰亂和喪父之痛，但人不能只緬懷過去，抱住過去不放，要往前看，就像今晚，既然草芳野綠，何不開心遊樂莫負青春。」

　　尹浩鏐一席話，劉笑華愁眉舒展心情輕鬆。

　　望著劉笑華的如花笑靨，握著她柔若無骨的手，尹浩鏐一時情難禁，脫口說：「我的好笑華，如果能和你天天在一起，我就是世上最幸福的人了。」

　　「可是……我到底是你阿姨呀！」劉笑華遲疑著說。

　　「阿姨怎樣？」尹浩鏐有點賭氣，「誰說阿姨就不能在一起。」

　　劉笑華說：「我從小孤單單的，沒有伴，今天你說和我好，也

許明天就把我忘到了腦後。」

尹浩鏐睜大眼睛，急忙握拳宣誓：「永不背離！」她笑了，旋即說：「我為什麼會是你的姨呢。」

「笑華，你別擔心，英國著名詩人拜倫還不是愛上他姐姐了。」

「親姐姐？真的？」

「不完全是，他繼母和前夫生的，兩人沒有血緣關係。」

聽尹浩鏐說出原委，劉笑華剛熱乎了一下的心，立刻咯噔變涼，幽幽地說：「那跟我們不一樣。」

尹浩鏐一時無語。兩人都心知肚明真正橫梗在他們之間的是什麼。一種不祥預兆突然襲來。他不能想像，今後沒有劉笑華的日子自己怎麼過。詩人氣質的他旁如無人地狂喊：「沒有你，我會瘋，我會死！我就要和你在一起，管什麼血緣不血緣的！」

劉笑華趕緊捂住他的嘴，看了看周圍，輕輕歎了口氣說：「夜深了，該回家了。」

「明天還能見嗎？」尹浩鏐急切地問。

「差點忘了。我媽說明晚請你到我家吃飯。肯否賞光嗎？」

「當然，求之不得呢。」尹浩鏐甚喜，「但我不能等到明晚，時間太長了。」

「那好吧。明天上午九點還在這裏。」劉笑華略遲疑，欣然應允。

滿懷鼓脹著幸福的高中生尹浩鏐，牽著心上人的手慢慢踱步。內心忽喜忽憂，患得患失，默默祈禱上蒼：「請不要拆散我們，讓我們永遠相親相愛，相依相守！」

已近劉笑華的家門口，兩人戀戀不捨，又沿著振華橋方向散步，話語綿綿滔滔。劉笑華說她最喜歡讀《紅樓夢》，因外形和氣質相類，被同學起綽號「林黛玉」。尹浩鏐告訴她，自己的文學愛好十分廣泛，尤其喜愛詩詞。舉凡李白、杜甫、杜牧、李商隱、柳永、蘇東坡、毛澤東、但丁、莎士比亞、拜倫、雪萊、普希金、歌德等等，古今中外名家盡在涉獵之中，基本能過目不忘。夜裏有時讀得高興，捨不得睡覺，偷偷用手電筒捂在被子裏直到天亮。

　　樂莫樂兮新相知。

　　只要有點時間，尹浩鏐就想方設法約見劉笑華。兩人詩詞對答，默契投緣，感情超速發展，跳過深厚的友誼，直奔海誓山盟的戀人。

　　地球上真的沒有多少新鮮事。像極了古代才子佳人的老套，尹浩鏐和劉笑華在花前月下，旦旦信誓。

　　尹浩鏐問：「你願意今生今世陪著我嗎？」

　　劉笑華答：「我笑華不只今生，如有來世，一樣願意與你長相廝守。」

　　兩人會心一笑，忘卻了塵世間的一切清規戒律，手挽手雙雙向月亮跪下，決心跨越天塹鴻溝，「矢志相愛，生生世世」。

二、一封信代價慘重

轉眼尹浩鏐結束了中學生活，由於他成績優秀、表現突出，被學校直接保送到瀋陽第一軍醫大學。

免去高考，上這麼好的學校，這是一般同學求之不得的好事，尹浩鏐反倒為此煩惱不已。他捨不下母親，更不捨熱戀中的劉笑華。但那個年代，一切要聽黨的話，一切要服從組織安排，再不願意，也不能有異議。

全家人為尹浩鏐的即將遠行，彌漫著感傷的情緒。母親索性放下診所的工作與兒子同住，為兒子趕制衣服。

計算著快要離開的日子，母親第一次正式詢問他和劉笑華的關係。母親直接了當地問他和劉笑華好了多久。

當聽到兒子說從第一次見劉笑華，至今兩人已經相好了三年，外叔婆並不反對，母親很不高興：「阿華，你們是血親，是姨甥關係，怎麼這麼糊塗！原以為小孩子家又是親戚，感情好些，個性投緣些沒關係，沒想……」

尹浩鏐斬釘截鐵表態，除了劉笑華他今生誰也不愛。

母親憤怒了，大聲斥責說：「你知道嗎，這是亂倫，在這個社會，即使是西方社會，亂倫也不被認同。作孽呀，她父親害了我家還不夠，現在又要害我兒子！」

母親的話讓尹浩鏐心痛難過、糾結無言以對，只能默默做著遠行的準備。未料，臨近出發前幾天，學校突然通知取消了他的這次保送，給的理由是體檢不合格。他從小到大，身體一向健康，只有

扁桃腺比較肥大而已。他不想對此深究，能不遠行正中下懷，開心還來不及呢。母親和劉笑華得知這個消息也都很高興。

他決定報考華南醫學院。華醫當時是中國排行第三的醫學院，僅次於北京醫學院和上海第一醫學院，後來改名為中山醫學院，即現今的中山醫科大學。華醫的校址在廣州，離家只有一小時車程。母親很滿意，只是為兒子能否考取擔心。

劉笑華決定不考大學，她怕考遠了無法照顧母親，更怕和戀人當牛郎織女，便在東莞粉場找到一份會計工作。

1956年9月尹浩鏐如願入學華南醫學院。每星期的週一到週五，專心上課讀書，到了週末便匆匆趕回東莞，探望家人和劉笑華。剛從中學進入大學的一年級學生，對新的學習環境和新的學習方式還不適應，感覺像突然被放飛的鳥兒，比在中學常被老師管著自由自在多了。

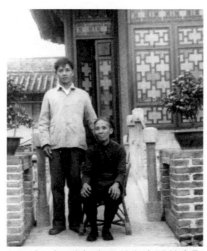

1953年（15歲）與母親在家門前合影

因工作表現突出，不久劉笑華被派到廣州會計專業學校進修。華南醫學院位於廣州東山，劉笑華的學校坐落在西關，兩地有公共汽車相通。初年級的功課還不忙，只要有時間尹浩鏐就和劉笑華約會。

　　尹浩鏐從小愛好文學，進了大學猶熱衷於寫詩填詞辦刊。當時國家要求大學生又紅又專，「紅」是政治標準，「專」是學業訴求，那個年代顯然「紅」比「專」更重要。學習努力，成績優秀，不關心政治，熱戀中的尹浩鏐，被認為是只專不紅的「白專」學生。

　　1957年夏，反擊右派的政治風暴驟起，滿校園瀰漫著一股肅殺氣氛。尹浩鏐猶懵懵懂懂，校報批評他寫的文章是風花雪月資產階級思想，他沒往心裏去，猶我行我素。那時青島即將舉辦全國青年運動會，他曾在廣州青年乙組一百公尺田徑選拔賽中奪冠，便底氣十足以為一定會選上，並計畫好借此與劉笑華同遊覽一次青島風光。不料第二天，他信心滿滿找來報紙，上面刊登著赴青島的體育代表團名單。他眼睛不眨，看了又看，和他差不多成績的個個榜上有名，惟獨難覓他的蹤影。

　　震驚、憤怒、難過，不能代表廣州赴青島參加比賽令他很失望，覺得在同學和劉笑華面前很丟人。還不到週末，無法找笑華訴說，他鬱鬱寡歡跑回宿舍躺下。同窗好友饒聞午見狀在旁勸說：「男子漢大丈夫，看開點，這次不成還有下次，一定有機會。」他也很想看開點灑脫些放下這件事，卻不得不再三再四思索問題出在哪裏？比賽發揮正常，沒有得罪過體育老師。他的心一沉，隱約感到問題沒有表面那麼單純。

從床上一躍而起，他在饒聞午耳邊輕語：「我想，我的名字大概上了另一張榜──黑名單了。」

「這怎麼可能？」饒聞千驚訝地瞪圓了眼睛。

「走，我們找個安靜的地方去說。」

尹浩鏐把饒聞午帶到學校附近公園水邊的一條長凳坐下，遲疑地說：「我猜想，前些時候我寫的一封信闖了禍。」

饒聞午問：「寫給誰的？」

「儲安平。」

「儲安平？」饒聞午一震，不由提高了聲音：「那是正被報紙鋪天蓋地批判的人！你寫信給他做什麼？怎麼這麼沒腦子！」

「知道他發表了談話被人批判，覺得他受了很大的委屈，就寫信安慰他，表示支援。」尹浩鏐的語氣有點慌亂。

1957年春剛擔任《光明日報》總編輯幾個月的儲安平，在「幫助黨整風」的號召下，于一次黨外人士座談會上作了《向毛主席和周總理提些意見》為題的發言，委婉地批評政府已經成為一黨天下。該文在《光明日報》刊出後，震撼朝野。6月8日毛澤東親自執筆撰寫了《這是為什麼？》的社論，反右序幕從此拉開，對儲安平鋪天蓋地的揭發批判與控訴接踵而至，繼之所有職務及人大代表資格全免，戴上「大右派分子」的帽子。

尹浩鏐竟然給他寫了同情信，如此幼稚無知，饒聞午跌足連歎：

「天吶！我看你要大難臨頭啦。枉你一向聰明，怎麼能幹出這等蠢事來！人家挨批判干卿甚事！你只是一個學生，懂什麼！為何無端惹禍上身！」

尹浩鏐對反右運動很不理解，這時把憋在肚子裏的話一股腦兒宣洩出來：「說什麼百花齊放，百家爭鳴；說什麼暢所欲言，言者無罪，聞者足戒，有則改之，無則加勉；不是鼓勵大家為國家利益把心裏的話全說出來，不要有所保留嗎？怎麼人家說出來就挨批判，戴帽子！……」

饒聞午說：「他提的意見太過分，好像不是提意見，好像別有用心，比如他批評說如今是『黨天下』……」

「即使有點過分也不該這麼整他呀。我沒想到寫封私人信件也有錯。」，尹浩鏐不服氣地為自己的行為辯解，「其實，我不是不知道，古往今來政治無情。但我願意本著良心做人，就是說錯了話做錯了事也是無心之失，難道因此就能說我不愛國、不愛共產黨了！」

饒聞午表示理解他的想法，提醒他當務之急是如何化解這件事會帶來的惡果。

整夜輾轉反側，尹浩鏐決定抓緊時間去找組織作自我檢查爭取好表現，希望亡羊補牢為時未晚。

第二天他特別早起，洗漱罷直奔黨委劉志明書記辦公室。辦公室裏靜悄悄，只有劉書記一人在伏案工作。他鼓足勇氣大著膽子，囁嚅著向劉書記先自我介紹。劉書記抬頭看了看他，一笑，說：「我知道你是個成績優異的好學生，資質不錯，除了鑽研學問對其他事情沒什麼興趣，對吧？」

尹浩鏐想謙虛幾句，卻因太緊張，嘴像被掛了把鎖。只聽劉書記問：「你今天找我，有事嗎？」

「我最近做錯了件事，想向劉書記認錯作檢討，並願意接受處

分。」他見劉書記面帶笑容親切和藹,就打起精神大膽地講了自己給儲安平寫信的始末原委。

劉書記清瘦的臉上笑容頓失,輕輕歎了口氣,鄭重地對尹浩鏐說:「學生最重要的是專心念書,其他的事今後就不要再強出頭了,知道嗎?」

「可否讓我下鄉勞改,好好反省,悔改悔改。」尹浩鏐為自保,違心地要求。

「不必啦。如果你真的思想有問題,下鄉勞動也改不了什麼。還是回去好好念書吧。」

聞言,尹浩鏐大喜過望,簡直不相信自己的耳朵,不相信這是一位校黨委書記所說的話。

過了劉書記這關,尹浩鏐渾身輕鬆。但不久,他明顯感覺氣氛不對,不少同學對他疏離,看他的眼神透著異樣。好友饒聞午告訴他:「近來閒話沸騰,一個黨員公然咒罵你該去坐牢。」尹浩鏐的心咯噔涼了半截,頓覺天昏地暗。

劉書記主動找人喚了他去,眉頭緊鎖,擺手讓他坐下,說:「你的信從北京轉回了學校。我本以為批評教育一下就算了,卻始終通不過。不過事情還不算太壞。我向你們班的黨支部說,你犯的錯誤情節不算太嚴重,事後認錯態度好,曾主動要求處分,你成績優異,學校愛才,國家也愛才。但處分是免不了的。」

他給儲安平的信被轉回來時,反右風潮已過,他這個右派是候補的,因此學校沒有正式公佈。

他被戴上右派帽子。對於一個大學二年級、年方十九的年輕人來說,頭上這頂政治帽子實在是生命中不可承受之重。恐懼、擔

憂、懊惱，回到東莞家裏他大哭一場。

小妹不懂事，拉著哥哥的衣角問他為什麼哭，「你是從來不哭的呀！」

他凶巴巴地摔開小妹：「你不懂，別煩我！」

小妹被他嚇壞了，大弟趕緊拉她，偷偷對她說：「大哥犯錯了，被劃了右派，他很害怕，你不要煩他了。」

「什麼是右派？」小妹天真地問。

「右派就是毛主席說的反對共產黨的人。」

「胡說！我哥哥是不會反黨的，毛主席一定是弄錯了。」

「噓！毛主席是不會錯的。你小孩子不要亂說話。」

「那你得給我說清楚呀！」小妹說著，快要哭的樣子。

「他寫了一首狗屁詩，什麼風呀、月呀、雪呀的，人家說他是資產階級詩人。」大弟說。

「什麼是資產階級詩人？」小妹刨根問底。

「就是那些專講廢話，頭腦不清楚的白癡。」

「不信！我哥哥才不是白癡呢。」小妹不甘心，問他：「你寫的是什麼詩呢？」

他心煩得不得了，嫌小妹多事，用眼睛瞪著她，沒出聲。大弟卻開口了：

「他的詩裏說，海濤在歌唱，小貓咬尾巴，松鼠追野兔……」

小妹拍手笑了：「這有什麼不好，哥哥真好玩。」

「人家批他為什麼不歌頌東方紅太陽，對毛主席不敬。」

擔心大弟多話讓幼稚的小妹傳出去惹禍，他厲聲阻止：「大弟，你再胡說什麼我就不饒你！」不料大弟無視他的警告，仍不停

嘴：「他還寫了封反黨的信。」大弟的口吻中竟有幾分幸災樂禍。

小妹依然為大哥抱不平：「寫信有什麼了不起，總不能人家寫封信就打成右派呀！」

「可是那封信是寫給全國大右派儲安平的呀。」

「你信裏寫什麼了？」小妹轉問他。

「你還是個小孩子，別管這麼多了。」他擔心小妹惹禍，到頭來又會說他把反黨意識帶到家裏。況且，他正擔心被學校開除，或被送到外地勞動改造，這種結局不知如何向母親交代。自從他十三歲那年父親去世後，母親為撫養他們七個兄弟姐妹，一個美麗的中年女人，竟然華髮早生。他正恨不能一夜之間長大，為母分擔家庭責任，如今無端惹禍，前程未卜，不知如何是好。真恨不得把自己拋到大海裏去餵魚。看著天真可愛的小妹為自己不平，眼淚直往肚子裏吞。

「小妹乖，是你哥不好，不要怪別人。不過要記住，長大後，不要學哥哥不懂事，惹禍，知道嗎？」他痛惜地囑咐。

「知道。」小妹裝著懂事的樣子，把他和大弟都逗笑了。

他思緒紛亂，不知為什麼突然想到了金聖嘆。金聖嘆在臨刑前給人寫信：「殺頭，至痛也，我無意中得之，亦奇。」又給兒子的信中說：「花生米與豆腐乾同嚼有火腿味。」難道金聖嘆不怕死？非也，無可奈何爾。金聖嘆還吟詩：「亦知黃泉無旅店，不知今夜宿誰家？」真是無奈的悲鳴啊。想及此，尹浩鏐不禁又流下了眼淚。

小妹見狀，直搖他的手臂，說：「哥哥是好人，毛主席不會罰你的。不要哭，好嗎？」

他擦了擦眼淚，對小妹說：「記住，要保密，不要讓媽知道我惹了禍，不然……」

「不然怎樣？」

「不然我以後不理你！」他故作發怒狀，嚇唬小妹。

小妹趕緊伸出小指頭和他勾了勾，十分莊重地說：「我保證守秘密，不讓媽知道。」看著小妹一臉的嚴肅，他心痛萬分。

果然，弟妹都很聽話，直到他母親去世，也不知自己的兒子曾當過右派。

回到廣州，他把自己的遭遇告訴了劉笑華，兩人抱頭痛哭。在戀人面前，他不由得一再為自己辯解，抱委屈。劉笑華勸誡他，最好去主動承認錯誤，爭取好的發落，如果去辯解，只能加重處罰。

劉笑華不斷鼓勵安慰他，說：「阿華，從今天起，把你自憐的心收起來，不能向命運低頭，一個能從逆浪中沖出來的人，才是真正的勇者。」「人在逆境中要堅定，要加倍努力，不要自暴自棄，假如連你自己都不愛自己了，還指望誰會愛你！」

明知右派分子是沒有前途的，但劉笑華的話還是栽進他心裏，是他當時，也成為他日後的人生指南。

不久，他的處分下來了。在校黨委劉書記的建議下，對他不批鬥，不下鄉，留校讀書改造。

無需下鄉勞動，留校讀書改造。這個結果，大大出乎尹浩鏐的意料。他萬萬分地感謝愛才寬容的劉書記，永遠視劉書記為自己的大恩人。須知，當時多少人只為一句話，或一首詩，或因為需要湊定額，被戴上反黨的右派帽子後，發配到邊緣地區勞改，斷送了一生的幸福和前程啊。

政治運動一個接著一個。1957年反右鬥爭後，緊跟著是1958年的「超英趕美」全民「大躍進」。

作為右派，在政治運動中備受煎熬。他被無形地監管著，同學視他如瘟神遠遠躲著。白天上課，晚上參加政治學習，週末被分派到校外參加勞動，心與身皆苦不堪言。劉笑華堅定地站在他身旁，分擔他的恥辱和痛苦，用她的溫柔撫慰他，用她的意志激勵他。她的真情使他從屈辱中抬起頭來，堅強地活下去。

他漸漸認識到，人在逆境和屈辱中要有堅強的意志，不能放棄和拋棄自我。遂暗下決心，在有限的空隙裏，刻苦勤奮讀書，尤其狠下功夫學外語。從此，只要有時間，他就鑽進外文圖書館。館長用欣賞的眼光看著他，彼此還試著用外語交談，開始用俄語，後來用英語。館長很奇怪他有如此外語能力。

未料，有一天，館長的態度突然變了。嚴肅盯著他說：「你不能再來外文圖書館讀書！」口氣雖然很硬，卻語帶憐憫。

尹浩鏐很奇怪：「為什麼？你以前對我很好呀。」

館長說：「你是右派分子，應該用更多的時間好好讀毛主席的書。」

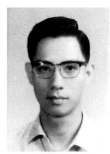

1961年攝於廣州

「我很用心讀毛主席的書了，只是不在這裏罷了。」他態度平和地反駁。

「你讀這些外文有什麼用呢，右派分子將來出路很有限的，你不知道？」

「我讀書只是為了增長見識，多學一點知識，多一些為人民服務的機會……」

館長放鬆了緊繃的臉，「我提醒過你，你好自為之吧。」說著離身而去，沒有把他趕出圖書館。

他幾乎讀遍了外文圖書館裏的多半參考書，還把磚頭厚一本2000多頁的《西塞爾內科學》（Cecil-Leob：Textbook of Medicine）從第一頁讀到最後一頁。如此讀到大學四年級，他基本能不借助字典順利閱讀英、俄的醫學書籍，借助字典看德、日文參考書。

1960年底，學校規定每個應屆畢業生都必須在畢業前交出一篇論文，由指定老師輔導。

他用了三個多月時間，參考了六十多篇英、德、日、俄各國的最新外國文獻，寫了一篇《國外肝功能檢查之進展》的文章，呈交給輔導老師。輔導老師當年是一級教授陳國楨，全國最著名的消化道疾病專家。

陳教授很讚賞他的文章，送交中華內科雜誌，與其他醫學院三位名教授合作成一篇綜合性論文，在1962年六月號作為重點文獻刊出。

回想起來，當時他寫那封信的時候，沒有料到它會讓他戴上右派帽子，如果沒寫那封信，他就不會當右派，如果沒當右派，以他

優異的成績他畢業後會分配個理想工作，如果有了理想工作，他可能就不會遠走他鄉異國……一個如果接著一個如果……一個如果後邊緊跟著一個生活新起點，若干新起點，成就了今日的尹浩鏐。

右派帽子完完全全改變了他日後的人生軌跡。

若沒那封信，沒當右派，今日的尹浩鏐又當如何？

一封信，一頂帽子，禍兮，福兮。如今看來，他該是痛並慶幸著，還是慶幸並痛著呢？

三、悲莫悲兮生別離

時光荏苒，尹浩鏐儘管當了右派，慶幸五年大學生活還能按部就班完成。1961年六月如期畢業，同時摘掉了右派帽子，被分配到那時中國最艱苦的大西北、寧夏回族自治區石嘴山市人民醫院工作。

中學畢業時，一個被保送到瀋陽軍醫大學的消息讓全家虛驚了一場，這次是真的要出遠門了，比瀋陽更遙遠且荒涼。母親苦痛的心情自不必說，劉笑華更是情緒暗淡。

臨行前，母親又再次強調兒子不能和同血緣的劉笑華結婚。尹浩鏐明知他和劉笑華之間有無可逾越的障礙，對兩人數年的深厚情感還是無法割捨。

送行的劉笑華哭得如生離死別。

北上的火車一聲鳴笛，咣當咣當喘著粗氣徐徐離開廣州車站。望著漸行漸遠的劉笑華身影，百感交集。此情此景，他驀然想到一首古詩：

> 行行重行行，與君生別離。
> 相去萬里餘，各在天一涯。
> 道路阻且長，會面安可知？
> 胡馬依北風，越鳥朝南枝。
>
> 相去日已遠，衣帶日已緩。
> 浮雲蔽白日，遊子不顧返。

思君令人老，歲月忽已晚。

棄捐勿復道，努力加餐飯。

　　乘火車一路北上，尹浩鏐鬱結的心情延續到北京。他的大弟正在北京計量學院讀書，誠邀長兄在京小住。留住了五天，兄弟攜手遊覽了他從小渴慕的長城、頤和園、天壇等名勝古跡，胸懷開闊，心情為之一振。

　　依依不捨告別大弟，再乘火車西行到達寧夏省會銀川，從銀川轉乘汽車抵達石嘴山報到。

　　寧夏是回族聚居之地，回族有嚴格的生活習慣和獨特的宗教禮儀。石嘴山東臨黃河，西依賀蘭山，盛產煤炭，稱為煤城。交通不便，氣候極寒冷，一年中幾近半年氣溫徘徊在零下十到二十度之間。天朗氣清時，水面寥廓的黃河濁浪滔滔，岸西山巒層疊，輕霧繚繞，景色粗獷豪邁。然而好景不長，時有大風卷起沙塵暴，飛沙走石，天昏地暗，張嘴滿口沙，這讓生長在常年青蔥翠綠的嶺南的尹浩鏐苦不堪言。不由默念起范仲淹的〈漁家傲〉：

塞下秋來風景異，衡陽雁去無留意。

四面邊聲連角起。千嶂裏，長煙落日古城閉。

濁酒一杯家萬里，燕然未勒歸無計。

羌管悠悠霜滿地。人不寐，將軍白髮征夫淚。

　　石嘴山人民醫院規模不大，約一百張病床。該地區人口少，病人比例不算多。他的工作不閑不忙。無論是氣候還是飲食，對他都

是很大的挑戰。獨在異鄉為異客，他越發思念家人和劉笑華，讀信寫信成了最大的精神安慰和業餘消遣。

　　1962年三月，到石嘴山大約半年，西北風大作的一個夜晚，他在宿舍裏燒煤取暖，不幸煤氣中毒，頭痛、尿血，經過治療，頭不痛了，尿血依然，而且久久查不出原因。黨委書記兼院長，對這個來自遙遠南國的青年醫生十分愛惜，加意照顧，終未見好轉。無奈之下，特別批准他到北京協和醫院作進一步檢查。他感激涕零，如蒙大赦。正巧這位院長兼黨委書記也姓劉。一位讀大學時的劉書記，一位工作單位的劉院長，上蒼待他不謂不薄，在他為難的關頭，總有貴人相助。

　　尹浩鏐知道這一去，自己多半不會再回來，劉院長似乎看出了他的心思，語重心長地說：「我不知你這次看病後是否還會回來，不過不管將來如何，千萬別忘記國家對你的培養，別做對不起國家的事。」

　　他離開石嘴山到了北京。大弟接車後把他直接送到協和醫院。經過詳細檢查，仍然查不出病因。他沮喪地電告劉書記檢查情況，劉院長批准他回廣州靜養。之後，劉院長不但沒催促他儘早回院，還不斷寄給他工資和糧票，書信囑咐他好好休養。

　　載欣載奔，他迫不及待地回到廣州，更腳不沾地去找刻骨銘心思念的劉笑華。熱戀中的男女，一日不見如隔三秋，算一算，半年時間他和劉笑華積攢的刻骨銘心相思之情豈能車載斗量。重逢後，他和劉笑華再也不願忍受離別之苦，決定結婚無畏人言。他找母親商量婚事，說破了天，即使發誓婚後不生小孩，母親仍然堅決反對。他沒有公然頂撞母親，私下做著結婚的準備。

其間，母校中山醫學院陳國楨教授招他去了一次廣州，待他返回東莞的家，母親的態度發生了巨大變化。

談到婚事，母親很淡漠，不再爭論，沒有了眼淚。這種反常令他不解，趕緊奔姨婆家跑去。

開門的姨婆臉上毫無表情。一種不祥的預感向他襲來，忙衝到劉笑華房間，繼之外叔婆房間，人和衣物全空了。

他瘋狂地搜遍了整幢宅子。劉笑華為什麼不辭而別？問姨婆「她們去了哪裏？」姨婆不作聲。他像瀕臨死亡般的絕望。姨婆終究心軟，告訴了他一個地址。

飛也似的奔去，姨婆說的住址離他家不遠。他再三再四不屈不撓終於拍開了門。外叔婆擋站在門內不讓他進去，說：「笑華病了，不願意再見到你。」他急忙追問：「為什麼她不肯見我？」外叔婆沒說原因，嘭地關了門。他在門前癡等半晌，沒有結果，便回家再問姨婆。姨婆歎了口氣，不肯明說。他折回自己房間，把《羅密歐與茱麗葉》飛快翻了一遍，沒看進去一個字。

為什麼突然不見？即使不想結婚了也該說個所以然吧。他翻來覆去想不明白得不到答案，寢食難安。

半年前，她還淚灑廣州站；石嘴山歲月，猶頻密書信，商量婚期，說不盡的恩愛，道不盡的思念。為何風雲突變？尹浩鏐痛不欲生。

他摸黑出了家門，雙腳不由自主地走到了劉笑華住的地方。他沒再拍門，繞著小宅子不停地遊走，想像中每扇亮著燈光的窗後都有自己戀人的身影。

才不過幾天時間，兩人決定結婚時何等甜蜜。笑華！他心中反

覆呼喚著這個親愛的名字。突然耳畔傳來遊絲般被壓抑的嗚咽。

他撕心裂肺地呼喊，祈求劉笑華開門。

「不管發生了什麼事，求求你讓我見你一面吧。」

「知道嗎？你這樣避而不見，是對我最大的折磨和殘忍。」

「只要你肯見我，我什麼都答應你，尊重你的決定，絕不勉強。」

他心力交瘁地跪坐在地上，雙手掩面痛哭⋯⋯。天濛濛發亮，他滴血的心在傳出嗚咽聲的窗下斧鑿刀割般地撕裂了通宵。

幽魂般地回到家，姨婆正在後院門口張望，見了他，一把摟進懷裏。姨婆陪著流淚，無言地安慰他。

當天是星期日，他收拾行李回到石碼母親的家。才幾天時間，母親竟然消瘦了一圈兒，本來只在頭頂才有的稀疏白髮突然蔓延至兩鬢。為什麼？母親還不到五十歲呢，為兒子的事操心？

他呆立門前，心想如果告訴母親他和笑華結束了，母親會不會開心點，但母親避而不談笑華的事。他最終得到消息，劉笑華已經答應和別人結婚，據說是以前的同事。他無論如何不相信這會是真的，去苦苦追問外叔婆。外叔婆被逼不過，說：「想知道為什麼，回家問你母親去吧！」

他一口氣趕回母親家，滿腔怒火地直視著母親的眼睛：

「媽！我有話和您說。」

「前些日子我在廣州時，您背著我做了什麼，您說了什麼話，讓笑華堅決不再見我？您知道，我離開笑華活不了。」

「我沒做什麼，只是將實情告訴了她而已。你問我為什麼？因為你是我的兒子，不能眼睜睜地看你做錯事，受別人白眼又不容於

社會。」

「你讓我這個做母親的袖手旁觀，任由兒子往火坑裏跳，我做不到！」

母親理直氣壯，越說聲音越大。

「您為什麼要考慮世俗的看法，而不考慮我的感受？我不在乎別人怎麼想，社會怎麼看。我只在乎笑華，在乎自己的感情！沒有笑華，這輩子我怎麼過？」

「您憑什麼干涉我的私事！您分明是因為恨外叔公，連帶也恨笑華，排斥她。」

「您為何獨斷獨行！自作主張！任何人不能主宰我的婚姻！」

心一直滴著血，又急又痛，氣瘋了的他，不顧自己的話是否惡意扭曲，是否傷害母親。

見兒子如此不理解自己的苦心，為劉笑華居然不顧親情，母親又惱又痛，渾身顫抖著流淚不止。

母子反目，彼此再無話可說。他沖出家門，四顧彷徨。不想見任何家人，連夜趕回廣州，借住進了父親生前最好的一位朋友家裏。

父親好友唯一的兒子在外地求學，家中只有夫妻二人。時值中國大陸三年經濟困難時期，父親朋友家沒有多餘的糧食供應，寄自寧夏的糧票他已經全給了母親，只好央求香港舅父按時托人帶些食品進來解決一下困境。安頓好後，他情緒逐漸平復，思前想後，挑燈給母親寫了封長信，請她原諒自己的出言不遜……

在廣州療養了兩個月，尿血症奇跡般地痊癒。他不想再回石嘴山，到醫學院找到他的論文輔導教授陳國楨，希望能留在他身邊當

助教。陳教授很欣賞他，但他的工作關係還在石嘴山，石嘴山人民醫院沒理由放人，石嘴山那邊不放他，他就休想在廣州找到工作。

前進不得，又不想後退，他成了失業者，一時間簡直無路可走。午夜夢回，自己的遭遇，與劉笑華相識相愛的種種情景，像電視劇似的一幕幕近景遠影迴旋往復，忽而興奮，忽而悲痛，哭哭笑笑，長吁短歎，常常無法入眠。

失戀加失業，這同時加之於身的雙重打擊，可以說是尹浩鏐繼當右派之後，人生受到的第二次重創。困坐愁城，看不到前程，他剛過二十歲生日未久，風華正茂。

有一天，父親的好友夫妻被邀請參加一位朋友的壽筵，要求尹浩鏐同去。他推說不認識主人家婉言辭謝，但他們卻一再堅持並代為準備了壽禮。

身為晚輩，不便過分堅持，儘管感覺夫妻二人有點神秘兮兮，卻也沒多想什麼，恭敬不如從命。

壽筵排場不小，在當時經濟極端困難的非常時期，竟然筵開兩席，菜品昂貴，赴宴者大多衣著光鮮，文質彬彬，足見其身份不俗。

果然，壽星是當地一位著名中醫，他起身離座鄭重向客人逐一敬酒，尹浩鏐也被介紹認識。醫生的女兒亦在座中，大眼睛鵝蛋臉俏麗可人。他看她有點眼熟，尤其她笑起來雙頰隱現的小梨窩，更讓他有似曾相識之感。

醫生女兒大大方方地隨父敬酒時走到他跟前，沖他一笑，直呼其名說：「尹浩鏐，怎麼，你不認識我了？」

他一怔，當即確定自己見過她，卻想不起她的名字，窘得漲紅了臉。

父親的好友見狀忙打圓場說：「她是莫玉貞呀，你見過的，怎麼忘了，是不是她越發漂亮了！」

聞言，尹浩鏐努力打開自己的記憶之門。一段往事靈光一閃。

那是1960年秋，尹浩鏐在醫學院的附屬醫院當實習大夫時，莫玉貞陪親友看病，兩人在門診室碰面，經介紹得知她是頗有名望的一位中醫的女兒。只見她五官勻稱，合身的連衣裙素樸淡雅，神態靈動優雅頗有教養，氣質不俗。作為醫生，尹浩鏐和她交談了病人的疾病，過後也就置之腦後。

托記憶之門寬宏開放，飛速向他釋放出了初識莫玉貞的資訊。他立即向莫玉貞伸出手，笑說：「你剪短了頭髮，別怪我認不出來。」

莫玉貞盈盈一笑，大方地說：「我剛剪短頭髮，倒給了你一個認不出我的藉口。算你運氣好，下不為例。」

在場的人皆莞爾。父親的好友讓人在尹浩鏐身旁加了把椅子，莫玉貞也不推辭，順勢坐到他身旁。

她言笑晏晏，活潑開朗，十分健談，從中西醫的區別，聊到中國古代的詩詞歌賦，繼而又轉到了天下名勝旅遊勝地。

莫玉貞說語滔滔，尹浩鏐偶接幾句。

造化弄人，他正失戀失業，悲痛無助，無心他顧。雖然，出於男兒愛美天性，猶不免將劉笑華和莫玉貞兩個女子暗自做了番比較。前者婉約嬌柔，似林黛玉，後者明亮端莊，像薛寶釵。僅看外貌，兩人旗鼓相當，各有千秋。但他心中摯愛的是林黛玉，寶姐姐豈能替代。

莫玉貞問尹浩鏐：「聽說東湖很美，是不是？」

聽到「東湖」二字，尹浩鏐尚未癒合的失戀傷口像被撒了把鹽，痛得絲絲冒冷汗。劉笑華最喜歡同他在東湖泛舟。

不過，他還是儘量約束了自己，回答：「東湖風景很美。如果你哪天有空，我可以帶你到東湖一遊。」

如此應承，或許他下意識地希冀借莫玉貞清理一下自己滿布陰霾的心情。

聞言，莫玉貞歡喜雀躍：「真的？我可等不及了，就明天可好？」

尹浩鏐點了點頭，二人約好翌日中午十一點在中山醫學院的正門見。

回到家，父親的好友夫妻不斷向他誇讚莫玉貞。他明白了，這場飯局，在某種意義上是為他和莫玉貞設的。

第二天，他和莫玉貞如約在校門口相見。豔陽下的莫玉貞輕靈瀟灑，俊俏的鵝蛋臉上寫滿快樂。已近午飯時間，經尹浩鏐提議，兩人先在學校附近吃了湯麵，之後順著東山慢慢踱步到東湖。一路絮絮叨叨聊些瑣事，不知不覺談到了劉笑華。他傾吐了自己和劉笑華的感情糾葛始末，莫玉貞聽得十分認真。待他把縈繞於心、深鎖的愁悶盡情釋放後，全身像突然抽空了似的。

莫玉貞不解地問：「你就這麼容她一直不見你的面嗎？」

「你問的很奇怪，她不肯見我，我有什麼辦法！」尹浩鏐說。

「如果我是你，我撞破門也要和她當面鑼對面鼓的把事情說清楚。」莫玉貞直言自己的想法。

不知為什麼，尹浩鏐不想告訴莫玉貞，其實他不是沒有撞門硬闖的機會，因為他瞭解外柔內剛的劉笑華是勉強不得的。和他在一

起，劉笑華常是一副小鳥依人狀，但他一向遷就她，也甘願遷就她，她不願意做的事他絕不強求。

這次東湖遊後，他和莫玉貞斷斷續續有過些來往。

或者是天佑有緣人吧，在一個細雨霏霏的星期天，尹浩鏐踽踽獨行于珠江畔大榕樹下，突然見莫玉貞嫋嫋婷婷迎面走來。已經不算陌生的兩人，相視一笑，結伴信步走到附近的文化公園看了一場象棋比賽。看罷，邊聊邊繼續漫步，在小食店各自吃了一碗沙河粉後乘公共汽車到了東湖。這時雨後放晴，碧綠的湖水波光瀲灩，成雙成對的白鳥在湖面上翻飛。莫玉貞入神地看著，柔美的鵝蛋臉無邪天真。她大大的眼睛，高聳的胸脯，細長的手指，如柳的細腰，以及言談舉止的優雅，沖著尹浩鏐落寞傷痛的心砰然一擊。

恍惚間，莫玉真突然把頭依偎在他胸前問：「你愛我嗎？」

尹浩鏐一愣，被這突如其來始料未及的愛戀弄得六神無主。莫玉貞見狀，把他使勁推開，�‧起嘴大聲說：「算了，不愛就拉倒，我們從此不要再見面！」話音未落，人已跑遠。

他如夢方醒，趕緊追上去從背後把她抱住，假作生氣狀：「有個餓得前胸貼後背即將斷氣的人，突然收到一隻肥鵝，他正捉摸該怎麼吃時，肥鵝突然活過來要飛走，你說他該怎麼辦？」

「好哇！你把我當肥鵝！」莫玉真嬌嗔地捶打尹浩鏐。他激動地抱緊她，哼起了紅線女的粵劇，逗得莫玉貞笑咯咯，口中念念有詞回應：

楊柳青青江水平，聞郎岸上踏歌聲。
東邊日出西邊雨，道是無晴卻有晴。

細聽之下，是劉禹錫的〈竹枝詞〉。莫玉貞也是個文學青年。

忘了什麼人說過，記不得原話，其大意是醫治失戀，最好的辦法就是趕緊再來次戀情。這種替補、移情，不管是以夷制夷，還是以毒攻毒，看來比較有效。尹浩鏐從此有了新女友莫玉貞的陪伴，失戀的痛雖然幽深，但該走的終歸要走，該來的終歸要來。造化弄人。

他把莫玉貞領回家拜見母親，母親對她印象很好。莫玉貞性格爽朗，第一次見他母親就侃侃而談，全無羞澀。左一個「伯母」，右一聲「伯母」，喚得母親心裏暖洋洋的。

莫玉貞的大方得體，推倒了他和母親為劉笑華那次撕破情面爭吵築起的樊籬。

飯後，母親悄悄問他何時結婚，說：「這女孩子不錯。」

他愣怔了一下，回答：「媽，我目前還不想結婚。」

「為什麼？前陣子不是嚷嚷著要結婚嗎？」母親問。

「這不一樣，」他不想把劉笑華的名字說出來，他不能再讓她隔在他們母子之間。

「我們才認識沒多久，知她尚淺，哪能這麼快就結婚。」

母親說：「我不是逼你成親，覺得這個女孩不錯，看來對你很好，才動念的。」

遲疑了一下，又接著：「你對她是認真的吧？」母親打量他，並直視他的眼睛。

他默然，但還是點了點頭。說實話，他對莫玉貞沒有結婚的念頭，不像同劉笑華相戀，整天盼著娶她進門。

捫心自問，他喜歡莫玉貞，不然不會帶她回家。但如果說愛，
經過與劉笑華的一段情，他覺得自己終其一生再也不會真正愛上任
何人了。

　　然而現實總歸是現實，他覺得無論自己是否決定和莫玉貞在一
起，都要見劉笑華一面，理清他們之間的關係。

　　莫玉貞願意陪他去拜訪劉笑華。到了劉笑華家門，敲門後他
異常冷靜地等待著，沒有消息。伸手又拍了幾下，仍無音訊。

　　「是否沒人在家？」莫玉貞悄悄問他。

　　話音剛落，呀的一聲，門開啟了。

　　劉笑華的母親、他的外叔婆，冷冷地站在門內，目光敏銳地投
射向莫玉貞，驚訝地揚了揚眉毛，不失禮貌地讓他倆進了門。

　　外叔婆說了聲「進來吧」，眼光依然在莫玉貞臉上，「這位是
誰？」

　　「這是我在廣州剛結識不久的朋友，她叫莫玉貞。」他說：
「這位是我的外叔婆。」

　　莫玉貞對他投去不滿的一瞥。他明白，這是她對他如此冷淡模
糊的介紹發出的抗議。

　　室內佈置得很簡單，一張餐桌，幾把椅子，加上茶几再無長
物。以前愛花的劉笑華總喜歡在廳裏插幾支鮮花，他想起從前的縷
縷花香，悵然之情油然而生。

　　正安排莫玉貞在長椅坐下，卻聽外叔婆說：「進裏屋吧，笑華
不太舒服。」

　　室內很暖，大白天拉著窗簾，惟有窗邊透出細細的光亮。

　　忘記莫玉貞在身旁，他大步跨向劉笑華，二話不說握住她的手，

涼涼的，毫無生氣。他低下頭，心酸難禁。劉笑華瘦得不成人形。

未久，劉笑華掙了掙她掌心的手，一個聲音自身後響起：「你是笑華嗎？我叫莫玉貞，是阿華的朋友。」

「玉貞，你好！」劉笑華說著再次想掙脫被緊緊拑著的手。

他忘情地不肯鬆開，眼前的劉笑華瘦而憔悴不堪，一雙明眸深藏著無盡地哀傷。

這哪裏像移情別戀，另浴愛河，預備當新娘子的人！到底為什麼令她如此忍痛違背意願？自己的母親做了什麼？尹浩鏐心中剛平復一些的傷口再次被血淋淋撕裂開來。

他讓莫玉貞留在劉笑華身邊，自己去找到外屋端茶的外叔婆，窮追不捨地問：

「我今天非要弄明白，我母親到底對笑華做了什麼？」

「現在大局已定，我很快就決定和同來的那個女孩子結婚了，請您務必告訴我真相。」

外叔婆聽他說快要結婚，神情一凜。「你母親都是為你好，不能也不要去恨她。」

「你媽說，如果笑華不離開你，她就不認你這個兒子。她說你們如果結婚，會生下不正常的孩子。」其實，這些都是他聽母親說過好幾遍的話。

尹浩鏐不相信母親會真的不認他這個兒子，自己一輩子不要孩子也沒什麼，但劉笑華禁不住他母親的威逼和懇求，她不得不忍著劇痛妥協，對尹浩鏐謊稱自己移情別戀。

其實，尹浩鏐不是真的不知道母親對劉笑華做了什麼、說了什麼，他再三再四要弄明白，要從劉笑華那裏知道真情，只因愛得太

深，不甘放棄，不願罷休而已。

　　他千叮嚀萬囑咐劉笑華要愛惜身體之後，不得不心痛地帶著莫玉貞離開劉笑華家。

　　莫玉貞看著失魂落魄的尹浩鏐淡淡地說：「你口中美得天下無雙的劉笑華果然不錯。」語氣中分明帶著妒意。

　　「你怎麼，生氣了？不是清清楚楚把我和她的過去全告訴你了嗎？我和她已成過去，沒有未來了。」看出莫玉貞神情有些不對，他趕忙解釋。

　　「我是覺得你沒骨氣，人家分明不要你了，你還死皮賴臉纏著大獻殷勤。」

　　「你知道什麼，你才認識她多久，我不相信她這麼快就決定嫁給別人。」說著，他的聲音大了起來。

　　兩人你一言我一語，言來語去，彼此都有點動氣。

　　見莫玉貞的眼淚在眼眶裏滾動，他心軟了，哄勸著牽起她的手到了振華橋附近，順著河堤泛舟朝母親家走去，一路不免觸景生情，想起當年與劉笑華在此同遊的歡愉，心裏又是一陣酸楚。

　　他的姨婆不大喜歡莫玉貞，說她「眼睛滴溜溜地讓人捉摸不透」，還覺得她「有點小姐脾氣」，勸他說「做夫妻是一輩子的事，如果一方脾氣烈，另一方會很不好受。」

　　莫玉貞告訴過尹浩鏐，她遺傳了自己父親的壞脾氣。

　　尹浩鏐不甘心，自己又去找劉笑華，每去每碰壁，劉笑華鐵了心地再也沒見他。他心灰意冷，決心儘快離開這個傷心地。

四、覓出路險逃香港

　　在尹浩鏐愛情失意，前途彷徨之際，廣州一帶正流傳著一個消息：羅湖邊境開放，解放軍送這邊的人去香港。

　　「這怎麼可能呢？」母親冷靜地說，「不少人被英國警員送回來了。」

　　「為什麼我們這邊會放人？」尹浩鏐不相信自己的耳聞。

　　「我猜想是我們這邊想暫時疏散缺糧的壓力吧。」姨婆猜度著。

　　1962年中國內地正鬧大饑荒，百姓缺吃少穿，吃飯要糧票，買肉要肉證，穿衣要布票。他的工作關係在石嘴山，這些生活必需待遇也只有在石嘴山才有享有。短期不回去，醫院還如期寄給他，若長期不歸呢？結果可想而知。

　　因為饑餓，廣東一帶不少人偷逃香港。儘管香港防衛十分嚴格，還是跑過去不少人。

　　香港瀕臨廣州，一百多年前香港開埠時不過是個連間磚屋也沒有的蠻荒小島，因其地形水路環繞，被當年大英帝國的鴉片販子認定是世上無與倫比的良港。清朝道光皇帝簽下中國近代史上第一個喪權辱國的不平等條約，將香港割讓給英國後，殖民者在利益驅動下，對它十分重視。中國沿海一帶、尤其是廣東人陸續成批成批到香港謀生，用他們辛勤的勞動開發建設了香港。1949年後，香港成為內地人的禁地，但總有不少人因政治、經濟、依親等種種原因偷逃而去。

深圳作家陳秉安花費二十二年時間、收集了大量資料，深入進行採訪、完成的長篇紀實文學《大逃港》，以第一手資料解密了上世紀五十年代到中國內地改革開放、數十年一波接一波的「逃港浪潮」，鮮活生動地再現了這段歷史。該書稱，1962年是逃港高峰期，逃出的人數不少於二十萬。或者，這正應證了尹浩鏐姨婆的猜想。

當時尹浩鏐正恨不能離開廣州這片傷心地，聽姨婆的話後躍躍欲試，說：「如果真是這樣，我倒想試一下。」

母親看穿兒子的心思，對他說：「這樣也好，你目前工作沒著落，若寧夏不放人，廣州也不能留你，不如去香港認真檢查一下身體，或者會找出血尿的病源呢。」

「我的血尿好像已經正常了。如果能過去，我倒很想去香港發展。」

母親說：「那就試一下吧。反正這邊放行了，被送回來也沒罪。我不知道香港到底有多好，不過，應該比這裏機會多些吧。」

莫玉貞十分雀躍，表示願意跟尹浩鏐一同去，說：「聽叔公說，香港非常好玩。」

沒有太多曲折，他和莫玉貞去香港的事，兩家人都同意了。

偷渡香港命運未卜，留在廣州沒有出路。他想，伸頭一刀，縮頭一刀，不如伸頭。或許還能踏出條路呢。

當年五月四日，天朗氣清，尹浩鏐和莫玉貞告別家人踏上逃亡之路。他們一心奔自己的前程，肯定沒想到，與家人這一別，再相會竟然在二十多年後。

揣著一顆七上八下、患得患失的心，兩個年輕人乘車經石龍到了羅湖，夥同其他一些偷渡的人，在月黑風高之夜，靜悄悄在一個

又一個的山頭匍匐而行，企圖在不被解放軍和香港警員發現的情況下，成功進入香港地界。不幸的是從陸路偷渡的人，十之八九會被抓住，香港警員和警犬非常機警。

他們沒有選擇泅泳的水路，那裏更是險象環生。

尹浩鏐和莫玉貞從小沒吃過什麼苦，如此膽戰心驚之路，對他們簡直是生命中無法承受之重。兩人渾身戰慄著東跑西藏，大汗淋漓。剛偷渡，就被解放軍在羅湖抓住，並即時被押回深圳。

他拉著她坐在牆邊。要不要給香港的舅舅發封電報請他幫忙？尹浩鏐心裏正這麼想著，莫玉貞卻忽然放開他的手，悄悄說：「我去問問可否給叔公打個電話。」她的叔公在香港是個有頭臉的人物。

莫玉貞囑咐尹浩鏐坐在原地等她，自己去找到解放軍談談。只見解放軍帶她進了一個房間，沒多久，她就回到他的身旁，面帶喜色說：「我找到叔公了，他說會幫我打點一切。」又悄悄在他耳邊說：「想打電話給你舅舅嗎？跟我來，我知道電話在哪裏。」她鼓勵他，「失敗了大不了又被押回來，怕什麼！」

他知道舅父雖然是生意人，手邊還算寬裕，但若打點邊境的人，財勢顯然不足。但莫玉貞的話不無道理，死馬當活馬醫吧。他給舅舅打了電話。

他們兩人又隨著逃亡潮再次翻山越嶺，結果仍然被抓個正著，不過這次不是被押回深圳而是被押到香港粉嶺警署。

剛被喝令站好，有個警員過來問：「你們誰會英語？」尹浩鏐應聲回答後被帶到一個房間，讓他和一個英國人交談。那英國人是報館記者，專門來採訪的。問：「你為什麼想偷渡來香港？」他

說：「聽說香港有很多工作機會，我想來闖闖。」又問：「聽說不少人是因為吃不飽才跑的嗎？」他聳聳肩答：「不知道，可能因為我是個醫生，沒有吃不飽的問題吧。」見他不合作，英國記者的採訪草草收場。

尹浩鏐受了國家多年教育，他不想在外人面前揭自己國家的瘡疤。

他回到剛才排隊地方，發現不見了莫玉貞。旁邊的人告訴他，警員找她問話去了。並指了指他剛才路過的方向。他急忙朝著所指走去，只見莫玉貞和警員靠得很近，似在秘密商談著。

不一會兒，莫玉貞回到他身旁，什麼也沒說。他想她遲早會告訴自己，她卻始終三緘其口。尹浩鏐心中不悅，不想主動發問。

之後，他們又被押上車，說是遣送回大陸。每個人都垂頭喪氣，除了莫玉貞。

她被安排坐在開車的警員身邊，毫無恐懼之色。

警車到關卡時，警員喝令全體下車，惟獨留下了莫玉貞。他不肯下車，追著她問為什麼還坐著。她沒吭聲。警員問莫玉貞他是誰，她簡單回了一句「我男朋友」。警員狐疑地看了他一眼不置可否。待其他人陸續下車之後，車子緩緩駛回粉嶺。尹浩鏐走到莫玉貞身邊坐下，想伺機和她說話，她卻不是眺望車外就是有一搭沒一搭地和警員說話，就是不理他。

不一會兒，警車在粉嶺市區一家茶樓旁停下，只見警員數了幾張港幣給莫玉貞後，讓她下車。尹浩鏐大急，忙問：「你要去哪兒？」莫玉貞不答，頭也不回拿錢後便下了車。

「玉貞！」他急得大叫，也想下車，被警員攔住說：「她約了

人喝茶，有人在茶樓等她。」

「玉貞！」他又大叫，叫聲中滿含不解、疑惑，以及憤懣。

莫玉貞站在路邊看著他，眼神既歉疚、又無奈，卻帶著難掩的興奮，一言不發。

警員根本不理會這個失意的倒楣蛋，車子緩緩駛離。莫玉貞的身影在他眼巴巴的視野裏，越來越小，越來越小，直至消失。

夫妻本是同林鳥，大難臨頭各自飛。這句俗話，突然在他腦子裏靈光一閃。

何況，他倆僅僅是戀人。

見警車朝粉嶺方向行駛，他趕緊收拾起內心的憤怒和寒心，向警員苦苦請求說：「警察先生，我也有親人住在香港，可否放我下車，我家人不會虧待你的。」

警員好一會兒沒吭聲，不說是也不說否，似乎有點動心，認真考慮他的請求。他在等待回答的一霎那，一顆心緊張得快要跳出胸膛。好像等了一個世紀。

警員終於開了口：「其實我只把你一個人送回去也難交待，就當日行一善，你在這裏下車吧。」說完，給了他一百元，「你別忘了今天對我說的話。」

尹浩鏐牢牢記下那警員的名字，千恩萬謝，在一間港式西餐廳旁下車。警員叫他在這裏等，他去通知尹浩鏐的舅舅來接他。

在期盼的等待中，時間過了一個多鐘頭，也沒見舅舅一家任何人的身影。他心慌了。這時一個中年婦女忽然走過來問他是否剛從大陸來等人接應，「一看就知道你不是本地人，隨時會有過路警員認出來，很危險的。不如你先跟我回家，再設法通知你家人」。

尹浩鏐尋思，自己身無長物，這女人也不像壞人，便同意跟她回家。女人的丈夫見了他，問明原委，要了他舅舅的位址，說要親自請他前來。尹浩鏐很明白他的意圖。等他走後，乘那女人不備偷偷給舅舅打了電話。

不出所料，那男子向他舅舅獅子大開口索要兩萬，討價換價一番後，舅舅給了他一千元了事。

他終於在舅舅家安頓下來。有時他也住到小姨媽家。舅舅和小姨媽待他很好。他寫信向母親報了平安。也寫信告訴石嘴山人民醫院劉院長，他已落腳香港，請醫院不要再寄薪水和糧票，他會永遠記住他的教誨，無論漂泊到何處絕不做對不起國家的事，期盼有成績時回去報效國家。

母親回信告訴他，莫玉貞打聽過他的近況，留下了通訊位址。

他正忙於找工作，希望早一天自力更生不再寄人籬下，暫時把莫玉貞丟在了腦後。見母親信後，勾起了他對莫玉貞的失望和不滿，但最終按捺不住好奇心，依信的地址去看她。

莫玉貞叔父家住在淺水灣一幢豪宅內，白衣黑褲的女傭應聲開門。莫玉貞身穿最新款式的碎花洋裝，神清氣朗，面色紅潤，越發嫵媚。她乍見尹浩鏐，愣了一下，靦腆地笑了笑。才分別沒多久，兩人便生分了。

她向在場的堂哥堂妹介紹說來者是她最好的朋友。聞言尹浩鏐的心五味雜陳。關鍵時刻拋棄了他，又從她的男朋友突然變成了好朋友！

他想立刻掉頭離開這座豪宅，好客熱心的莫家人卻一再挽留。

在推辭中，門鈴響起，進來一位俊朗時尚手持黃玫瑰的年輕男

子。一陣寒暄介紹後，年輕男子徑直走到莫玉貞面前把花遞給她，連連說：「終於讓我找到黃色玫瑰了，喜歡嗎？」

莫玉貞接過花束，低聲說「謝謝」，眼神始終躲避著尹浩鏐。她夾在兩個男人之間如坐針氈。

晚膳罷，尹浩鏐告別出門，莫玉貞追了出來，他漠然地看著她。莫玉貞囁嚅著解釋：「上次，不是我有意不救你……只是我不敢告訴叔公已有男朋友……想從你母親那裏知道你的下落後再聯繫。」

生性爽朗，口齒伶俐的莫玉貞，這時說話吞吞吐吐，斷斷續續，甚至有點可憐兮兮，顯然覺得自己理虧。

尹浩鏐冷冷地說：「你沒有義務救我。沒關係，不用放在心上。」說完頭也不回憤憤揚長而去。直到轉角等巴士的時候，才覺得自己剛才的表現失態不夠大丈夫。

再次品嘗失戀的滋味，比起上次慘遭劉笑華「甩」，對於尹浩鏐來說，是小巫見大巫了。劉笑華在他心頭留下的是錐紮刀剟般難以撫平的痛。

他清楚，眼下對他來說不是戀愛，當務之急該是找工作，自謀生路，奔前程。由於香港不承認大陸學歷，他無法掛牌行醫，就連東莞同鄉會想請他做社團醫生，也不獲香港當局批准。他申請去加拿大繼續深造，也遲遲不見消息。香港大學同意讓他當解剖助教，他卻因對基礎醫學不感興趣，婉拒了。

五、尋前程投奔臺灣

尋尋覓覓，都無結果。大陸不想回去，在香港無法生存，他想到了臺灣。舅舅在臺灣有位非常吃得開的朋友，或許能為他引引路。

尹浩鏐徵求舅舅的意見，舅舅也認同他的想法，只是希望他不是因為在香港感到寄人籬下才有如此念頭，說：「你父親去世得早，我們之間情同父子，千萬不要見外才好」。

他很感動，但仍不改初衷。舅舅答應找他的朋友代為安排。

在等待臺灣消息中度日的滋味很不好受，等待，等待著下一天的等待，他每天靠看書和家書打發百無聊賴的「等待」。

等來等去，意外等來了莫玉貞的突然來訪。

她告訴他，經過這些天的反復思考和與追求她的那個世家子弟的接觸，她培養不出對他的感情，因為尹浩鏐始終佔據著她的心。所以，希望尹浩鏐諒解她以往的行為，兩人還恢復戀人關係。

尹浩鏐雖然對莫玉貞已經有點心灰意冷，但再次見到她，聽到她為了自己肯捨棄豪門大宅寧靜舒適的生活，不由舊情複萌。仔細想想，她過往的做法也情有可原。他已經失去了劉笑華，不能再失去莫玉貞。

莫玉貞不顧叔父家的反對，決定隨同尹浩鏐去臺灣。

當年臺灣設有救濟總署，專門接待非正常途徑到臺灣的大陸同胞。舅舅的臺灣朋友為他聯繫了這家機構。

決定了行期，定了船票。二人懷著沉重與企盼的心情依依告別了送行的親人。三天后，裝載著一百多青年人的船抵達了臺灣基隆

港，救濟總署派人把他們安排住進松山小學。

二十世紀六十年代，或者說，直到內地改革開放敞開門戶，內地同胞受宣傳影響，一直認為臺灣同胞生活在水深火熱之中，臺灣同胞亦認為內地同胞生活環境火熱水深。若雙方人員互相投奔，均被作為「棄暗投明」的「先鋒勇士」。所以，這些青年一入住，便有不少家報館的記者前來採訪，希望聽到些想聽到的聲音。尹浩鏐只說自己是為了求學，沒敢多話。

同他到臺灣的一百多青年，不是大學生就是大學畢業生，其中包括他在內僅有五人懂英語。在松山小學住了幾天後，他們被分派到蘆洲華僑大學先修班就讀。讀過大學的年輕人對此安排很不滿意，便推舉醫科畢業已經一年多的尹浩鏐向教育部交涉。經過多番努力，同意入學前先考試，甄別學歷。

尹浩鏐和莫玉貞都通過了考試，他考入臺灣大學醫學院，莫玉貞考入政治大學中國文學系。

他雖如願進了台大醫學院，卻被編入醫科一年級。為此他求救教育部，交涉結果，終於獲得一次編級考試的機會。

臺灣不承認內地學歷，也不相信內地畢業生會有多麼優秀的成績，所以規定考生必須從醫學院大學一年級的功課考起。若有一門功課考不及格，就要重修再考。每一年的功課若有三分之一考試通不過，也得再從一年級重新讀起。

醫學院有三十幾門課，每門功課只有兩天準備時間，考下來談何容易，何況且多半是英文考卷。

尹浩鏐連德文都自修過，唯獨從來沒有學過微積分，只好夜以繼日不眠不休地硬啃。皇天不負有心人，每科考試都幸運通過，只

有一門有機化學，教授不准他考，非要他重修。他雖報名重修，並沒去上課，考試時也通過了。如此考了幾個月，他考完了一年級到五年級的全部課程，可以正式從醫學院的六年級讀起。院長本來答應他把六年級的功課也一併考完，然後實習。但他在內地只讀了五年，也希望再充實一下多讀些書，便堅持讀六年級的課程。

臺灣大學醫學院不但在全台醫學院中排名第一，在亞州與日本東京大學、新加坡大學和香港大學齊名，當時每年平均從六千名考生中僅錄取七十名，另有二十個名額給外地去的僑生。如此有限的位置讓他這個內地生擠佔一席，自然惹來不少非議。後來，他的學習成績日漸向上，終於讓那些說三道四的人閉上了嘴。在學院，他也交到幾個談得來的朋友。

莫玉貞的叔公因氣憤她跟尹浩鏐出走，斷了對她的經濟支持。尹浩鏐的舅舅有九個子女要養育，小姨媽本身不富裕，到了臺灣他

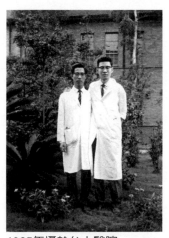

1965年攝於台大醫院
左尹浩鏐　右張肇俞

不能再麻煩舅舅和小姨媽，只能靠自己節衣縮食艱苦度日。臺灣救總給了一筆獎金，慶幸又申請到在台廣東同鄉會的獎學金，再抽空寫稿掙點稿費，零碎所得勉強能糊口。

日本統治臺灣五十多年，從政治、經濟、教育、語言、思想、生活習俗等等全方位地進行了日化努力，雖然不能全然奏效，但其影響深遠。1945年光復後，本地人和外省人有矛盾心結，二二八事件的發生，使矛盾越發加劇。國民黨政府恐共、且心心念念幻想反攻大陸，為此政治上實行嚴厲的戒嚴政策，白色恐怖籠罩臺北。在此大環境下，來自內地的尹浩鏐，不僅生活清苦，政治上更是小心翼翼，專心于學業，不問不聞窗外事，生怕招事惹非。

為了紓解來自學業的、經濟的、政治的諸多壓力，課餘他常和莫玉貞到公園或郊外遊玩。每當投入大自然的懷抱，便把一切的苦惱忘得一乾二淨。

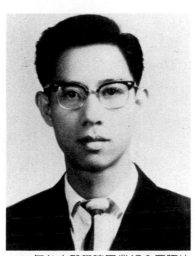

1965年台大醫學院畢業紀念冊照片

有一次他們在太平洋南岸海邊泛舟，突然遭遇大風浪襲擊，乘坐小舟的布帆被扯爛，舵把被擊碎。莫玉貞毫不猶豫，脫下外衣披在尹浩鏐身上，緊緊抱著他，任小舟在巨浪中癲狂。她祈求上蒼保佑他平安，完全沒有想到自己的安危。風平浪靜後，尹浩鏐被深深撼動：何德何能，得此紅顏知己。

　　倘若那時莫玉貞毅然離他而去，也是人之常情。她卻全心全意，堅如磐石，對他無微不至地照顧，替他分勞分憂，守志不渝。日後回憶起這段生活，尹浩鏐坦承，在臺灣那段日子，如果身旁沒有莫玉貞，自己可能早就從這個地球上消失得無影無蹤了，又何能奢談日後的成就。

　　1964年在台大醫院實習了一年。翌年六月，他如期順利畢業。

　　沒等他充分享受畢業的愉快心情，橫禍就突然不請自來了。怕招惹是非，是非卻躲不過。

　　尹浩鏐遭遇了繼當右派、失戀之后，人生中的第三次劫難。

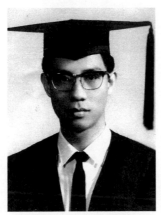

1965年台大醫學院畢業

拿到畢業證書的第二天，兩個陌生的大漢把他「邀請」到了調查局，讓他接受問話。他被帶進一間陰暗的小房間，不同的調查員輪流上陣，強光直逼他的雙眼，一連四十八小時的審問，不讓他有喘息的機會。

　　他被懷疑是共產黨特務，問他為什麼到臺灣後沒說過共產黨的壞話，「為什麼從不出席反共會議，不協助宣傳反共。」

　　「老天爺！我在大陸時是右派，怎麼成了共產黨特務！一個只愛讀書，對政治毫無興趣的人，竟然被扣上政治黑帽！」他憤怒的想把心裏的話吶喊出來，卻早已被這陣勢嚇得渾身虛脫，動彈不得。

　　調查局的人見問不出所以然，便拿出個「認罪書」來要他簽名。

　　僵持了一會兒，他突然靈光一閃，或許人到絕境福至心靈吧，提出先准他打個電話的要求，答應打完電話就簽。

　　對方見他答應了，就帶他到電話機旁。他心中默禱，求上蒼救援，哆嗦著手指按下了電話鍵。

　　他這電話是打給臺灣國家安全局局長顧祝同將軍的。顧局長為前廣東省府秘書長，是他叔公的好友，莫玉貞乾爹丘譽的上司，彼此之間情同父子。電話鈴響了三聲，他的心也跟著咚咚咚跳了三下。

　　似乎一世紀那麼長，感謝老天爺，有人接聽了。

　　接電話的人聽了他要找顧將軍的要求後，說了聲「我請示一下」。很快，顧局長拿起了聽筒。他簡單說了原委。

　　放下電話不到半小時，顧局長就趕到了調查局。

開始顧祝同很憤怒地呵斥了調查局的人，並追問原委。調查局的人說是尹浩鏐的一個同學告密，那同學是調查局的暗探，曾親耳聽尹浩鏐議論：「臺灣不夠好，不民主⋯⋯」

　　牽扯到政治敏感問題，顧祝同不便再追問，放緩了聲調說：「他不過是一個只知道讀書的學生，我們政府把他接過來培養，是因為他是個很聰明單純的孩子。他和他的未婚妻在香港原有富裕的家庭，卻來投奔我們，這行動本身就證明他對我們的信任和依賴。我們應該痛惜他，不應該糟蹋他。這才表示我們對青年人有責任心。我們不知花了多少錢才把他造就成一個好醫生，現在你們卻要送他進鬼門關。這是誰的主意？快說！」

　　調查局的人回應了幾句後不得不放了他。

　　尹浩鏐再三再四向顧局長道謝，乘著他的車子離開調查局。走出黑暗的密室。

　　乍見白花花的太陽，他差點暈了過去。

　　幾天後，他和莫玉貞湊了湊錢，想請顧將軍吃頓飯，感謝他的搭救之恩。將軍在電話裏呵呵笑著，婉拒了他們的邀請。可能是體貼窮學生的荷包吧。

　　按臺灣當局大學畢業生要到部隊服役一年的規定，他離開調查局後，被派到岡山空軍醫院當了外科少尉醫官。

　　再無功課壓力，再無衣食之憂，再也不怕調查局找上門，這一年是他到臺灣以來最輕鬆愉快的時光。上午開刀做手術，下午騎著自行車四處逛，像一隻出籠的鳥兒，自由自在。生性開朗風流浪漫、年輕帥氣的空軍醫官尹浩鏐，很受漂亮女孩子們的歡迎，他醉心於和她們玩樂。女朋友莫玉貞尚在讀書，天高皇帝遠，無人約

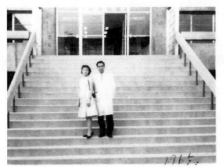

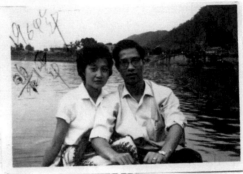

（1）1966年與莫玉貞在臺大醫
　　院門前合影時任內科住院
　　醫師
（2）1966年遊碧潭
（3）1967年尹浩鏐出國前夫妻
　　合影

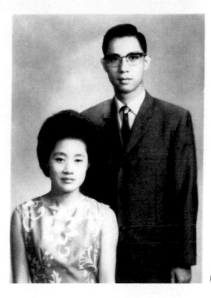

束，他活得率性快活。

　　快樂的日子容易過，一年的時光眨眼如煙。

　　當兵結束後，他回台大當了駐院醫生。那年春天，1965年，他和莫玉貞在廣東同鄉會舉行了只有茶會沒有婚宴簡單而隆重的婚禮。民盟黨主席谷正綱證婚，前南京市長馬俊超作為莫玉貞的家長，顧祝同作為尹浩鏐的家長，風風光光的，彌補了雙方親友不能出席的缺憾。婚後租不起房子，莫玉貞尚寄宿讀書，他只能暫時寄居在妻子的乾爹家。

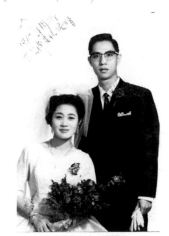

1967年1月29日與莫玉貞結婚

有了固定的收入，不用再靠他和莫玉貞賣文為生，他把時間專心放在醫學上。

　　尹浩鏐在畢業前夕，已經考取了美國和加拿大的醫師甄別考試，取得到美國和加拿大兩國當實習醫生的資格。

　　他本想回香港，但臺灣、甚至美國醫生都不被香港承認，他考慮再三，決定先接受加拿大都候斯大學醫學院（Dalhousie University Medical School）的附屬醫院維多利亞總醫院（Victoria General Hospital）當實習醫生的聘書，並計畫一年後考取加拿大醫生牌照，再將英國醫生牌照拿到手，屆時回香港發展。

　　行前，他突然接到台大醫學院一個同學的電話。

　　「浩鏐，我要去日本深造，聽說你準備去加拿大，咱哥兒倆好久沒在一起了，今晚出去醉一醉如何？」

　　「那最好不過，我也正想找你呢。」他欣然應承。

　　他們在酒吧的角落裏坐下，剛兩杯落肚，這同學就沉默不語了，好像滿腹心事似的。

　　尹浩鏐打趣說：「老兄春風得意，寶馬香居，全世界好的東西都給你占去了，你卻愁眉苦臉，究竟是什麼原因？是不是在外面拈花惹草，被你夫人抓到，不敢回家了？」

　　「別開玩笑了，其實我這次叫你出來，是專門向你道歉的。」

　　「咦，你有什麼得罪我了，怎麼我不知道？」

　　「其實以你的聰明，你應該知道的。只是你太單純了，從來沒有防人之心，所以沒有覺察出來罷了！」

　　「這就奇了，你越說我越不懂！」

　　「老實告訴你吧，我是國民黨派來監視你的。」

尹浩鏐嚇了一跳：「你說什麼？」

「我是說，因為你是中途從大陸轉學來台的，政府不放心，派我來監視你的言行……」

他恍然大悟！怪不得自己剛畢業就被拉進調查局問話，被當作共產黨，關了兩天兩夜。

「咳！你老兄害得我也夠慘了，若不是我吉人天相，有貴人保護，今天就不會坐在你面前了。」他深深地歎了一口氣。想起當時情景，還心有餘悸。

「我也為這事內疚不已，其實我並沒有向他們說你不好，我只對他們說你從不關心國家大事，只是一個書呆子，對人沒有心機。有時抱打不平，發發牢騷而已。」

「就為了你這句發發牢騷的話，他們硬說我是共產黨！」他仍有點氣忿。

「真是豈有此理！我對天發誓，我從來沒有說你是共產黨！」

「我知道你不會這樣講的，其實我也曾懷疑過你，不過我並沒有因此而疏遠你。你這麼精明能幹，是不應該被人利用的。天下壞事是由兩種人造成的，一個是壞人做壞事；一個是好人做壞事，好人做壞事是無意的，所以我是不會計較的。不過，老兄，容我多嘴問一句：那時你又為什麼答應他們這樣做呢？」

「我也想過拒絕他們，但又覺得假如我不做，他們會找別人，若找到一個壞人打你的壞報告，那後果就不堪設想了。二來我那時很窮，他們答應給我錢，所以我就答應了。不過我絕對想不到，他們會把你給抓起來，強迫你承認是共產黨！」

「事情都過去了，希望發生在我們身上的事，再也不會發生到別人身上。我們在國共鬥爭的夾縫中生活，當然是不會輕鬆的。你說你窮，需要錢，難道我比你有錢？我也討厭窮酸潦倒，但我卻能挺直腰桿不求人，不看人面色。雖知君子應安貧，而能夠不自謀生計有人代勞，亦是佳事，但那要看什麼性質呀！今天，你能主動向我剖白心事，就讓我們一笑泯恩仇吧。今後我們還是好兄弟！」

在大陸當右派受歧視、偷渡香港無法安生，投奔臺灣差點成了政治犯，青年尹浩鏐一路走來，磕磕碰碰，跌跌撞撞，但沒有被生活打倒壓垮，他深深體悟到：面對困難，歎息和抱怨，只能摧磨人的毅力，猶疑和畏縮只能助長弱者的惰性。惟有受盡生活折磨的人，才能鍛鍊自己的意志。有了意志，才會建立信心。有了信心，便會產生自信。要達到自信，必須努力勤奮。勤奮可以捕捉一縷星光，有了星光的指引，成功就不再是遙遠的事了。

第二章　**楓葉國裏忙深造**

一、遠渡重洋煉醫術

1967年五月，尹浩鏐終於拿到臺灣當局批准的出境證。六月，教育局的一位秘書設宴為他隆重送行。回到家打開電視，這次活動居然出現在新聞節目中。

報導員在一旁介紹說：「這位尹先生，就是臺灣致力培養的第一個由大陸來台青年成為醫生的例子。」

他被國民政府當作統戰工作的成績，所以才有特別送行的殊榮。尹浩鏐一心不問政治，卻脫不了政治纏身。

尹浩鏐看自己的模樣出現在電視中、尤其聽了報導員聲情並茂的介紹後，有點啼笑皆非。妻子莫玉貞很高興，開心地調侃說：「結婚以來，這才嘗到與有榮焉的感覺！」

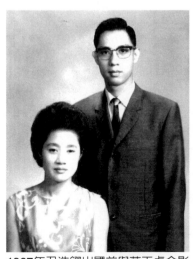

1967年尹浩鏐出國前與莫玉貞合影

莫玉貞尚未大學畢業，仍留在臺北讀書，他收拾了簡單的行裝，當月十五日，由臺灣飛到久違的香港。舅舅將他安頓在酒店後，神情嚴肅地拿出臺灣和香港的兩家報紙給他看。原來他將赴加拿大深造的消息兩邊都有報導。舅舅囑咐姨丈一直陪著他，除了家人外，一律不見客。

當年，中國海峽兩岸關係十分緊張，香港尚由英國人統治，他偷渡香港和投奔臺灣的行為，臺灣稱之為「棄暗投明」，大陸視之為「叛逃投敵」。回到與大陸近在咫尺的香港，舅舅擔心他遭遇不測。

在香港小住期間，他與初戀情人劉笑華久別重逢。劉笑華早已嫁到了香港。他和劉笑華萬般無奈結束戀情，但彼此始終都互相掛念著對方。

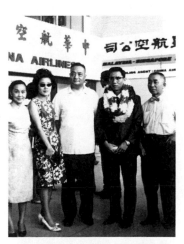

1967年離台赴加拿大在台北松山機場　中者是華僑大學先修班校長戴行悌，左2 莫玉貞，右1玉貞義父（或乾爹）丘譽。

劉笑華到酒店看望他。她比過去豐腴了些，風采依然。兩人互訴了別後狀況。她告訴尹浩鏐，丈夫對她很好，自己是典型的家庭主婦，早上為丈夫子女做早餐，送兒女上學，晚上督促女傭給丈夫兒女做愛吃的菜，假日全家出遊，生活過得平靜而滿足。離別時，他陪劉笑華站在酒店門口等接她的丈夫。她丈夫準時到達，非常熱情地邀尹浩鏐去家裏做客，然後殷勤地打開車門把妻子安頓上去。從他看她的眼神，尹浩鏐真切感受到了劉笑華的幸福。

　　他心情酸酸甜甜的。劉笑華如果不快樂，他會覺得是他的過錯；劉笑華快樂了，他又覺得這快樂原本應該是自己的。無論如何，他和劉笑華的戀情，剪不斷，理還亂，不時會糾結在他的深心。

　　1967年六月二十日尹浩鏐離開香港，飛赴加拿大。這是他有生以來第一次走出國門，第一次乘飛機升入高空。揮揮手，家鄉、親人、詩友、同窗遠去矣，未卜的前程命運向他召喚。不安中，唐代王維的一首詩〈送元二使安西〉突然湧現心頭：

　　　渭城朝雨浥輕塵，
　　　客舍青青柳色新。
　　　勸君更盡一杯酒，
　　　西出陽關無故人。

　　忐忑著離情別緒的惆悵，躍動著出洋留學願望即將實現的欣喜，他懵懵懂懂，似醒似睡中度過一天的航程抵達溫哥華。
　　到機場接他的是台大醫學院的一個同學。

何其有幸，他「西出陽關」猶有故人。

同學熱情地招待他在自己家裏住下。

加拿大第三大城溫哥華比鄰太平洋，依山傍水，天藍雲白，氣候宜人。其居民的祖先因多來自英格蘭，仍保持著傳統的英格蘭作風，彬彬有禮，自視甚高。

位於海邊英格蘭港灣大道、同學家公寓的視窗正對著太平洋，不遠處就是世界聞名的史坦利公園。時值百花競放，鳥語花香，遠望處但見楓樹濃密層層疊疊，微風起，樹枝輕輕搖曳，如碧綠的青煙婆娑舞動。

他被熱情的同學帶去溫哥華五十英里外聞名世界的維多利亞植物園遊覽，那裏種植著產自世界各地的奇花異卉，如群賢畢至，似美女如雲，令他目不暇接，嘆聲不絕，離去時猶戀戀難捨。

第三天，老同學約了幾位在溫哥華的台大校友到唐人街聚會晚餐，既是為他接風，也是為他送行。同學們的熱情和鼓勵，讓他在陌生的國土，平添了許多溫暖和勇氣。

翌日，他飛往蒙特利爾（Montreal），由莫玉貞在麥吉爾大學（McGill University）讀書的堂哥接機並招待。

蒙特利爾坐落於加拿大渥太華河和聖羅倫斯河交匯處，是法國于1642年建立的殖民地。二十世紀七十年代前，它是加拿大首屈一指的大城市。這裏居民的祖先多移民自法國，所以當地人多操法語，具有濃郁的法國文化底蘊，被認為是北美的「巴黎」。和溫哥華不同，當地人客氣而熱情，並無特別優越感。只要來者略懂法語，更會以兄弟姐妹視之。

尹浩鏐在蒙特利爾意猶未盡的遊覽了四天后，六月二十八日終

於飛抵目的地哈利法斯（Halifax）。醫院派人接機並安頓他到宿舍住下。

旅途勞頓，到達目的地的放鬆，讓他沉沉睡了一夜。早上醒來，踏著晨曦，尹浩鏐歡快地漫步遊覽這個第一座寄託他生命的西方城市。

這天，他尚無需上班。

哈利法斯位於大西洋畔，山水相依，花木繁茂，鬱鬱蔥蔥，恍若身在畫中。登上海邊小丘，只見蒼茫深藍的大海中點綴著連環迭起的青山。遠處的青山被翠微的雲層包裹著，忽焉似有，再顧若無。極目處滄海茫茫，在海的盡頭，母親和妻子的身影恍惚，時隱時現。一股淡淡的鄉愁湧上心頭，不由默默吟詠著John Masefield. 約翰・梅斯菲爾德的海之戀（Sea Fever）：

　　我要重下海去，那孤獨的大海與長空
　　我只要高船一艘，一燦星導航
　　還要堅硬的舵輪，任海風歌唱，白帆振顫
　　趁著迷茫海面，尋找那破曉曙光

　　我要重下海去，海潮在召喚
　　它是那麼粗獷、清晰，無人能抗
　　我要天天疾風勁吹，白雲翻滾
　　還要水花噴濺，波浪追逐，海鷗高歌引亢

　　我要重下海去，漂泊如吉普賽人

像海鷗長空翔翔，巨鯨遨遊大海，任海風如利刀

只要有快樂的旅伴與我談笑風生

在遠航後靜靜安睡，進入甜蜜的故鄉

　　輕鬆快意地在哈利法斯遊覽了一天，尚沉浸在詩情畫意中，但第三天一進醫院上班，現實就把他從「我要重下海去」的浪漫中擊醒。

　　當時，本校的學生還差兩周畢業，畢業後才能到醫院實習。之前在醫院實習的醫生已經畢業走人，所以尹浩鏐及其他外來的實習醫生除了本職，尚需代替他們的工作。一個七百張病床的醫院，讓他們三十幾個外來者忙得團團轉，沒時間吃喝休息。他的感覺，簡直像進了地獄。

　　更糟糕的是，他一報到便被分配到急診室上班，一天二十四小時，馬不停蹄，頭昏腦漲。到第三天，他正勉強睜大眼皮集中精神，為一個被割草機弄傷小腿的病人縫傷口，一個人高馬大的男護士匆匆走來對他說：「醫生，我們要立即坐救護車去救一個車禍病人。」他匆匆縫好傷口，來不及洗手，就被拉上了車。

　　十分鐘後，抵達現場。是一輛電單車迎面撞上房車，電單車上的勇士被撞飛，躺在十米外的血泊中呻吟。他匆匆過去摸傷者的頸動脈，已經沒脈搏。聽心跳，也無動靜，例行做了人工呼吸，仍無效，便囑醫助們把他抬上車送到醫院，然後正式宣佈死亡。

　　未料，幾天後他竟收到法院一張傳票，要他去法院作證。從來沒和法庭打過交道，他一看傳票，簡直魂飛魄散，差點把正給病人傷口縫線的針紮到自己手上。見他這副樣子，身旁的護士安慰說：

「不用怕，我們常去的，例行公事而已。你只需回答法庭簡單的問話，不要多說。」

因為準備上庭，醫院特許他休息三小時。他大喜過望，匆匆在辦公室長椅上躺下，竟忘了心中的惶恐沉沉睡去。天哪！從踏進急診室至今，已足足一百個小時沒合過眼，這三小時，簡直是久旱逢甘霖！

到法庭宣誓後，法官問：「你到場的時候，病人還活著嗎？」

「呼吸和心跳都停止了。」他如實回答。

「你有想辦法把他救活嗎？」

「有的。我做了人工呼吸和心臟電擊都無效。」

「救了多久？」

「二十分鐘。」

「然後呢？」

「送回醫院，再次急救。也無效。」

「謝謝。」

好不容易過了關，他舒了口氣，趕回急診室。

上班前，他先去院長室，很有禮貌地問何時自己能休息一天。院長抱歉地告訴他，還需再工作一周。然後改用幽默的語氣說：「我就喜歡你們中國來的孩子，任勞任怨，從不訴苦。相信你也同樣。」

他無言以對。

好不容易在急診室又挨了一星期，回到宿舍，鞋子也沒脫便倒在床上，醒來已是第三天中午，足足睡了七十多小時。

再回急診上班時，意外受到熱烈歡迎。中午午餐時，本屆畢業

的兩位實習醫生買了個特大號義大利披薩慰勞他。

在緊張無休無眠的急診室終於熬到了頭，畢業時，他獲得了最高分。在臺灣當了一年空軍外科醫生，他對縫縫補補之類手術已有訓練不會犯難。

急診室的「學業」完成後，還需要繼續實習。

接下來的一站是產科。

他志得意滿走出急診室到產科報到，頂頭上司住院醫生戴亞（Dyer）是位英國人。一面見戴亞，他就碰了一鼻子灰。

「戴醫生，我是Raymond，被派來在你手下當實習醫生，請多多指教。」

Raymond是尹浩鏐的英文名字。

戴亞正伏案寫什麼，對他不聞不問，好像他不存在似的。

尹浩鏐心中不快，把話又重複了一遍。

戴亞仍沒抬頭，話好像從鼻孔裏抽出來似的：「知道了。不過以後講話清楚些，我聽不大懂你的中國腔英語。」

尹浩鏐強壓不滿：「我知道自己英語不夠好，還請多多包涵。有什麼吩咐嗎？」

「你去給九病房第二個病人量血壓，馬上回來向我報告。」戴亞扔低頭伏案。

簡直欺人太甚！量血壓？這明明是護士做的事。尹浩鏐憤憤然，但也不得不乖乖照辦。更氣人的是那個病人已經沒了脈搏，心臟也停止了跳動。

戴亞竟讓他給死人量血壓！他的氣惱更升一級，卻故意用平靜的口吻彙報說：「戴醫生，病人早已死了，難道你不知道？」

這時，戴亞才抬起頭來，輕蔑地說：「我只想讓你知道怎樣去判斷一個死人。」

在如此傲慢的醫生手下工作，尹浩鏐的日子可想而知。

工作夜以繼日，人地生疏，生活孤單無依，還得忍受不同程度種族歧視的困擾。他百般思念故友和親朋。何以解憂消愁，惟有床頭一本契科夫小說選集。這本書是他離開臺北時，妻子莫玉貞放進皮箱裏的，未料竟成了他在異國最寶貴的精神食糧，給與他不少啟示和面對困難的勇氣。

尹浩鏐在大學時就自修了英語，到台大醫學院讀書，英語水準當然更高一籌，看英語書毫無問題，但終因缺乏語言環境，口語能力比較差。

英語說得不好，受盡那個英國醫生的歧視和羞辱。不服輸的尹浩鏐暗下決心，一定不能栽倒在這個傲慢、自以為是的英國人手裏。

在繁忙的工作之餘，為消遣孤單與寂寞，更為了學好英語，他交了一個名叫珍妮的女朋友。珍妮為人友善，美麗動人，雪膚黃髮，是個實習護士。她的祖父來自愛爾蘭，她講話也帶點英國口音。她家有位親人是他的病人，很喜歡他，所以週末常邀這個孤伶伶的中國青年實習醫生一同去參加家庭野餐露營，並努力幫他校正英語發音。他的口語能力神速進步。

尹浩鏐勤奮工作，對病人無微不至，在別的醫生護士面前儘量表現得謙虛有禮，就是常故意不買戴亞的賬。明知實習後，自己的表現由戴亞打分，他還是抱著豁出去的態度，不積極與戴亞配合。

六個星期的實習結束後，他被叫到產科主任辦公室。見主任的

神色陰晴閃爍，心知不妙。

「Raymond，你知道在這裏實習，如果有一科不合格，我們就會解除同你的合約嗎？」主任語氣平和地說。

「知道，是的。我知道。」

「你滿意自己在產科的表現嗎？」主任問。

「我能力有限，但已經盡力了。」他回答得不卑不亢。

「你在急診處時拿的是最高分，為何在產科卻不及格呢？你是否很討厭產科？」

「恰恰相反，產科正是我喜歡的科。」他有意口是心非。

「我也曾問過別的醫生護士，他們對你交口稱讚，你為何卻拿到不及格的分數？」

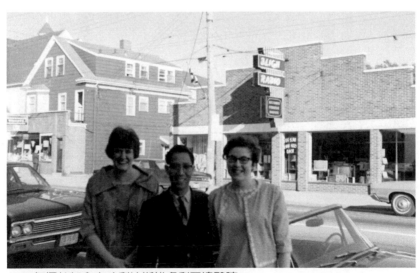

1967年攝於加拿大哈利法斯維多利亞總醫院
左　外科護士長多郎女士　右　實習護士珍妮

「那只好問問給我打分的人了。」民族自尊和個人自尊在戴亞那裏受到損傷，尹浩鏐抱著寧為玉碎不為瓦全的心態平靜回答。

主任沉默良久，幽幽地說：「Raymond，我知道你受了不少委屈，但你並沒有向我申訴辯解，即使面臨前途可能受影響，也沒這麼做。難得啊！好吧。我親自，是第一次，希望也是最後一次，把你的成績改成及格。不過，你要注意，不久你就要申請明年住院醫生的職位，你要在以後的工作中加倍努力，這樣才能拿到好的介紹信，才能找到一份滿意的工作。」

他如釋重負，鬆了一口氣，趕緊表態：「謝謝，謝謝您的好意。我一定會加倍努力，不辜負您的期望。」

「好！這樣我就放心了。我絕不想看到我的手下破壞一個有為青年的前途。」

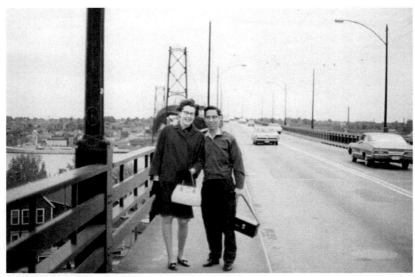

1967年與實習護士珍妮攝於哈利法斯

1967年六月18日 國立政治大學文學系畢業
謹遵校訓，以四維八德貫徹人生始終

臨政畢業。

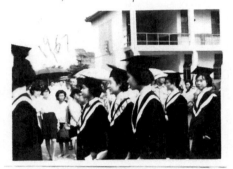

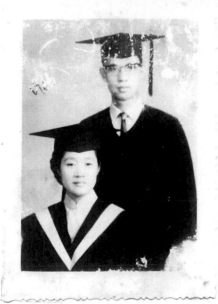

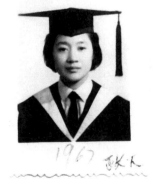

1967年莫玉貞政大中國文學系畢業

尹浩鏐離開辦公室時，他擔心起了戴亞的前途來。

他以前認識一些很好的英國人，也有些無知的英國人，還在做日不落帝國的春秋大夢，即使以無端欺負一個弱者滿足自己的虛榮心，也自以為值得。戴亞讓他想起肖伯納曾經說過的話：「英國人永遠不會承認自己做錯事。他和你戰爭是為了愛國，他搶劫你的財富是為了貿易，他征服你、束縛你是為了帝國，他欺負你是為了證明自己是男子漢……」

按醫院規定，實習醫生需要在每個科室實習六周。產科之後婦科，婦科結束後他到了小兒科。小兒科的實習導師是科主任理查·高布隆（Professor Richard Goldbloom）教授，一位來自加拿大最有名的麥基爾大學醫學院的猶太人。高布隆對他很好，每遇特殊病例總要他大膽表示意見，再從旁指導，使他獲益匪淺。

小兒科實習期滿後，他就可以申請當住院醫生了。申請流程首先要找實習導師推薦。他自我掂量，第一站急診室的導師能給高分，第二站那個英國佬歧視侮辱他，評分大概好不到哪裏去，婦科還行，要想拿到好的推薦書，在小兒科必須加倍努力表現，除了工作勤奮，還要在臨床參考書上儘量準備周全。

皇天不負有心人，堅持努力的結果，他竟然獲得總住院醫生的青睞。總住院醫生常在高布隆教授面前誇獎尹浩鏐，使高布隆教授對他青眼相加，挽留他跟著自己深造小兒科，但他的興趣在內科，希望到最好的哈佛大學去學習。明知這或許是個白日夢，他還是想嘗試一下。高布隆教授不以他婉拒自己為忤，高興地為他寫了讚賞有加的推薦信。

尹浩鏐在台大醫院時曾從學過一位哈佛出身的美籍華人醫生劉

矜（Dr.Kim Liu），他是美國堪薩斯醫學院傳染病主任，到台大醫學院客座教授一年。劉矜早年畢業于華西醫科大學醫學院，後到美國深造，在哈佛做研究，發表過多篇有創造性的論文，成為世界傳染病權威，培養了不少傑出人才。

客座期滿，劉教授回到美國，尹浩鏐也到了加拿大。他每次給劉教授寫信，均報之以長信。他大膽向劉提出去哈佛進修的願望，劉立即給他寫了封很好的介紹信，直接寄給哈佛。當時他並不知有此事，後來偶然在美國領事館他的檔案中發現，連同他在台大時的內科主任蔡錫琴教授介紹信在一起。他恍然大悟，怪不得自己出奇快地被哈佛接受，獲得哈佛醫學院（Harvard Medical School）的麻省總醫院胃腸內科駐院醫生聘書。他欣喜若狂，立刻申請赴美護照。

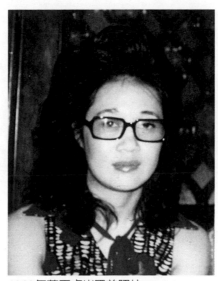

1969年莫玉貞出國前照片

拿到聘書後，他仍繼續留在醫院實習，先後在外科、內科，前後六個月後實習畢業。他參加了加拿大國家醫生考試（LMCC），順利取得加拿大醫生資格和香港醫生執照。那時，莫玉貞仍在臺灣政治大學讀最後一年，寫信鼓勵他留在加拿大或回香港行醫。他自己另有願望。

　　他拿著聘書到當地領事館申請美國護照，原本申請的是學生護照，領事館卻建議他申請移民護照並答應加速辦理。

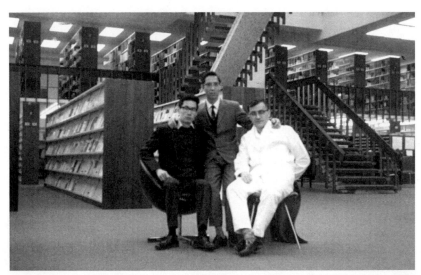

1967年與台大同學張肇俞（左）及梁福寧（右）攝於哈利法斯都侯斯大學圖書館

二、強將手下無弱兵

萬事順遂。未料，尹浩鏐竟主動放棄了去哈佛醫學院麻省總醫院擔任內科住院醫生的機會。

他聽到一個消息：去了美國可能被拉去越南當美國兵。當年越戰正酣。不管這個消息是真是假，都讓他心驚膽戰，他不想當兵，更不想為美國人去賣命。為此他改變了去美國的計畫，準備繼續留在加拿大。

同時，他也有了新的專業方向選擇。

在內科實習時，他曾和一位來自印度的內科主治醫生閒聊。

「當內科醫生真氣人，終究治不好幾個病人。」內科主治醫生說。

「為什麼這樣說呢？」竟然有如此莫名其妙的觀點，他還是第一次聽到。

「你難道不知道我們圈子裏流行的俗語嗎？」印度醫生似乎對他的「無知」有點不屑。

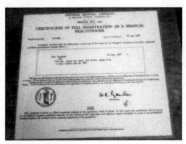

英國醫師証書

他沒理會印度醫生的態度，好奇地追問：「什麼俗語？」

「那就是：做精神科的專門打探人的私事，做外科的不學無術，只懂得縫縫補補，做內科的學問深奧，但治不好人，搞病理的什麼都懂，卻又太遲了。」

哈哈！如此妙論，聽得尹浩鏐一頭霧水：「依你看，做哪一科才有用呢？」

「我認為，還是放射科較好。」

「為什麼？願聞其詳。」

「一來需要你什麼都要懂，每個專科的醫生都要和你商量，充滿刺激。這樣你不但不愁沒飯吃，又不在第一線，診斷對了有你的功勞，錯了病人也罵不到你。還有，更重要的是不會三更半夜從被

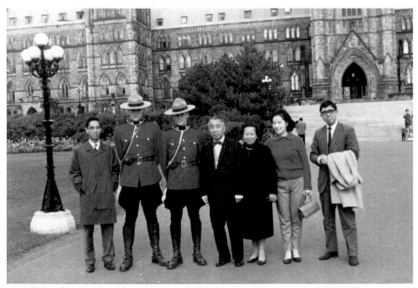

1968年玉貞誼父母 丘譽夫婦來加同遊渥太華　右一、二　誼妹夫婦

窩裏被叫起來去急診。所以，我決定改行了，現在正申請再回頭去做放射科的住院醫生呢。」

聞此言，如醍醐灌頂，尹浩鏐深思苦想，越想越覺得印度醫生的話有道理。專業選擇關乎一生的前途，不得不慎重。他告訴高布隆教授，自己想改行做放射科醫生，還希望去麥基爾大學（McGil University Medical School），跟隨當時名聞天下的弗里瑞教授學習。

理查·高布隆教授本想留他當自己的助手，見他有了新的專業選擇，便大開方便之門，親自打電話給相識的弗里瑞教授。

「羅勃嗎？我給你介紹一個好學生，你能收留嗎？」

「喂，老兄，你以為我這裏是冷衙門嗎？現在什麼時候啦，告訴你，我們只有六個位置，有一百人申請，名單已經定了。」

「你不是每年都留一個名額給外國學生嗎？我給你介紹的是中國來的好學生呢。」

「名額已滿了。如果你覺得非介紹他來不可，辦法倒有一個。」

「什麼辦法？」

「我們這裏新開了一門叫核子醫學的科系，到現在還沒有人申請，我可以介紹你的學生先到那裏，等第二年再轉到我處。」

「核子醫學？搞什麼的？」

「你老兄是不是裝糊塗，不知道什麼叫核子醫學？」弗里瑞教授的哈哈大笑。

「不是不懂，是不太懂。難道你老兄真的很懂？」

「我也不太懂，總得有人開始啊！你那位學生不知敢不敢拼一下，學校方面正到處找人。所以，我得先此申明，他若來了，也得

先自己訓練自己。」

高布隆教授轉身把他和弗里瑞教授通話的情況告訴尹浩鏐，問他的意見。當他得知第二年便可轉到弗里瑞教授名下，便一口氣答應下來。

事後徵求妻子莫玉貞的意見，她不置可否，全憑丈夫自己決定。

麥吉爾大學與哈佛齊名，是培養醫學名人的搖籃。當年醫學泰斗威廉‧奧斯拉（William Osler），神經學先驅爾德‧彭非特（Wilder Penfield），以及發現原子結構的蘆德復（Ernest Rutherford）均出身於此。

尹浩鏐在從臺北到達加拿大第二年，即1968年六月，實習醫生結業轉入蒙特利爾麥基爾大學（McGill university）皇家維多利亞醫院（Royal Victoria Hospital）的核子醫學部。

同年，同月，他曾飛赴英國領取英國醫生執照，並成為英國皇家醫學會會員。

皇家維多利亞醫院是麥基爾大學的主要附屬醫院，有近百年歷史，世界上許多名醫都出於其中。如世界內科學鼻祖阿司拉（William Osler）是該院第一任內科主任，世界神經外科權威彭非物（Wilder Penfield）為當時的神經外科主任，將尹浩鏐帶入醫院的弗里瑞（Robert G.Fraser）是世界胸腔診斷權威，其六冊胸腔疾病診斷學是醫學界的經典著作，全世界大型醫學圖書館均可找到。聞名中國的白求恩（Norman Bethune）大夫也出身于此。說來也巧，他在哈利法斯實習的維多利亞總醫院的院長羅拔‧白求恩博士（Dr. Robert Bethune）就是白求恩大夫的侄兒。在推薦他到麥吉爾

大學皇家維多利亞醫學院時，也出過力。

在如此人才輩出的醫院，尹浩鏐有幸做起核子醫學第一年的住院醫生。他非常珍惜這個難得的機會。

自從約里奧‧居裏（Julio Curie）夫婦在1934年發現放射性（Radioactivity）物質之後，到1946年在美國的Oak Ridge國家化驗室，成功製造出放射同位素。再到60年代，珈碼攝影機（Gamma Camera）的發明，核子醫學才開始應用到醫學中來。

1968年，核子醫學尚在萌芽階段。全科只有他一個住院醫生，主任是一位著名的放射治療醫生，也不懂何謂核子醫學，只是掛名而已。尹浩鏐只能靠自修，自我訓練。他買了一本《核子醫學教科書》，為霍普金斯大學醫學院核子科主任華納（Henry Wagner）所編，大概是全世界第一本有關這方面的教科書。科里安裝了一台伽瑪

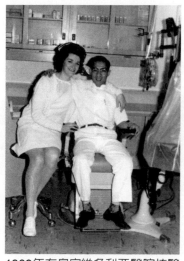

1969年在皇家維多利亞醫院核醫檢查室

攝像機，大概是北美最早開始使用的數台之一，技術主任是從英國來的一位老處女，她手下有兩個美麗的女技術員，加上一位核子物理學博士。全科齊心協力共同探討，邊研究，邊為病人作診斷，尹浩鏐從實踐中取得經驗增長了才幹，一年下來，也做了不少工作。

當時醫學院泌尿外科做了一百餘例腎臟移植手術，許多醫生拿資料寫文章，他也寫了一篇示綜原子檢查腎臟移植排斥反映的論文，到美國華盛頓第一屆世界核子醫學年會上宣讀，算是對一年研究核子醫學的成果彙報。

在核子醫學部工作一年後，他順利轉到了放射診斷科。

臨別前，核子科的主任語重心長地對他說：「我們嫁了最好的女兒出去，希望有朝一日女兒能回娘家繼續成為家庭一分子。」他對科裏的每個人都充滿了感激之情，心想，何其有幸，得上天如此眷顧。

到了放射科，尹浩鏐和其他五位同事一道成了弗里瑞的入室弟子。當弗里瑞的弟子很不容易，其他五個同學，一個是英國愛丁堡醫學院第一名的學生，一個是在美國當過幾年內科醫生後轉來的，

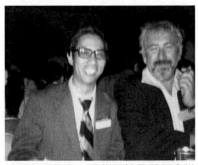

1970年參加第一屆世界核子醫學會議
與紐倫教授合影

還有一個是麥基爾大學考第一名的學生，他們都來自美、加名校名醫院，只有他是來自臺灣、唯一的一個亞洲學生。同他們一起拼搏，尹浩鏐的壓力很大。如今每每想及這段時光，他都很驚訝自己當年是如何熬過來的。

弗里瑞是位嚴師，對住院醫生的要求一絲不苟，在第一年學習結束後，他都要從自己的幾個學生當中挑出一名到附近的附屬醫院去受訓。他的學生們為此提心吊膽，每個人都害怕「充軍」發配。弗里瑞為了讓學生吸收不同醫學派系的知識和經驗，每週邀請名家作客座教授。所以除了日常實習受訓，幾乎每天都舉行學術討論會，各級醫生們都要參加，在會上發表自己的心得見解。尹浩鏐為免出洋相不得不加倍努力。

弗里瑞教授的門下充滿嚴格的科學精神，嚴格的訓練規律，他嚴肅的外表下，也時時表露出他寬厚的包容和友善的體諒。

有件事，讓他至今記憶猶深。有一次在X光病理研討會上，尹浩鏐被一位來自英國叫賽門（Simon）的客座教授叫到電椅上面對面討論他帶來的一張胸腔X光照片。他看了許久看不出所以然來。賽門紅著臉轉頭對弗里瑞說：「他是啞巴嗎？怎麼半天聽不到他說話？」

尹浩鏐見狀心裏發急，常喜歡開玩笑的他，竟忘了場合和對象，脫口揶揄：「你大概在片子裏做了手腳，或者你們英國的技術太差，照的片子模模糊糊，故意讓人看不清。」

賽門教授的心胸狹窄盡人皆知，最惱人頂撞他，偏偏尹浩鏐這個不懂事的小醫生冒冒失失出言不遜。他正想發作，只聽前排一位住院女醫生說：「我看尹醫生說得不差，你帶來的片子看得人眼睛

都痛起來了。」

女醫生的話，如火上澆油，讓賽門氣得漲紅了臉，哇哇大叫：
「好哇！你們都要造反了。有你們老闆替你們撐腰，就把我不放在
眼裏！」

這時弗里瑞笑眯眯地拍著賽門的肩膀，「好了，好了。這個會
已經開了兩個小時，我看他們也夠累了。看來誰也比不上你精神飽
滿呢。我們就此休會吧。」

「羅勃老弟，我可不敢得罪你的皇子皇孫了！」賽門取下他的
X光片，會議不歡而散。

滿以為這事就此罷休，不料他很快被叫到主任辦公室裏。

「怎麼回事，看不懂也就罷了，為何竟然和賽門教授搗蛋
呢！」

他出了一身冷汗，感到大禍臨頭。戰戰兢兢回答弗里瑞教授
說：「我看那張片子的肺下部像蜂窩一樣的改變，認為這是網狀變
化，您是教我們這樣講的，可是他偏說是纖維變化，他一定要讓我
照他的說，他心裏才高興，我不願意，又不想得罪他，一時之間想
不出合適的說法。他竟說我頭腦不靈，我只好以牙還牙。」

弗里瑞教授和賽門教授為這一肺部醫學名稱——「網狀變化」
還是「纖維變化」的爭論學界幾乎盡人皆知，只是沒想到賽門教授
竟拿他這個小醫生架在火上烤。

聽完尹浩鏐的話，弗里瑞沉默了一會兒，輕輕地說：
「Raymond，你太令我失望了。學術觀點不同，但要互相尊重。你
是後輩，怎麼能拿長輩開玩笑呢！可以給你一個機會，下次見到
他，真誠地向他道歉。」

「其實我心裏對他充滿了敬意，他千里迢迢遠道來教導我們，我對他感激還來不及呢。只是我覺得他常懷赤子之心，真誠可愛，堅持己見頑固到底，所以一時情急拿他開玩笑，希望他不要當真才好。」聽完弗里瑞的話，尹浩鏐急忙為自己辯解。

　　「他才不會和你們這些調皮搗蛋鬼認真呢，他只不過想借你們和我頂嘴罷了。」

　　弗里瑞的話如一股暖流，尹浩鏐深感站在自己面前的不但是位學養深厚可敬可佩的導師，還是寬厚充滿無限愛心的性情中人。

三、鄉野行醫增見聞

　　從1968年到1972年，尹浩鏐在麥基爾大學醫學院皇家維多利亞醫院當核子醫學及放射學的住院醫生及博士後研究期間，日子過得十分清苦。這家醫院在當時是加拿大最好的，待遇卻最差，每月薪水只有三百加元。這個待遇比美國哈佛稍為好些，比紐約的三流醫院低了一倍。他和別人合組房子，每月租金160元。

　　未久，妻子莫玉貞大學畢業後到加拿大和他團聚。他用微薄薪水租了一個小小公寓，交了房租，購買些簡單的食品，窮得連理髮錢都沒有。

　　莫玉貞十分賢慧能幹，從不讓他為家事操心。上班前，她為丈夫準備好早餐，晚上等丈夫回來吃飯。他每次出門，她都替他圍上

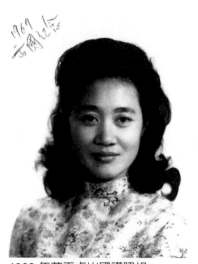

1969 年莫玉貞出國護照相

圍巾，穿好大衣，親自送到公寓門口，一直望著他走到街的盡頭。她勤儉持家，呢子大衣破了，親自動手縫好。有一年，適逢中國大年初一，蒙特利爾大雪紛飛，氣溫降至零下四十度，她擔心丈夫路上摔跤，堅持攙扶他走到醫院，自己到圖書館看書，等他下班後再陪護回家。

為了補貼家用，莫玉貞堅持出去賺錢，在蒙特利爾銀行找到一份打卡的工作。家裡沒車，莫玉貞每天清晨冒著零下三十度的嚴寒，步行三十分鐘到銀行上班，晚上下班再步行回來。回到家時，耳朵鼻子都凍得麻木。她從小生活成長在常年鳥語花香溫暖的南國，從小家庭富裕養尊處優。為了愛，她放棄優越生活，跟著尹浩鏐香港、臺北、加拿大一路奔波，過著捉襟見肘的清貧生活。也是為了愛，她不畏寒不叫苦，不離不棄與尹浩鏐患難相守。

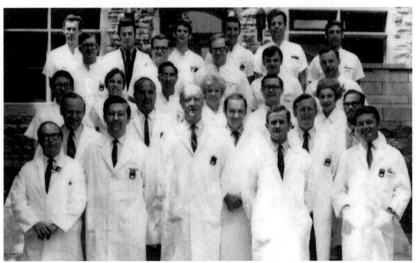

麥基爾大學醫學院、皇家維多利亞醫院放射科同仁合照　中立者為主任弗里瑞教授（Robert G. Fraser, MD FRCP）後3排右3為尹浩鏐

當時麥基爾大學有不少來自香港的醫生和學生，老鄉異國相遇，少不了互相關照。莫玉貞活潑開朗，為人善良體貼，廣有人緣。有個香港女生，和尹浩鏐很談得來，顧及莫玉貞人地生疏上下班勞累，常替她買菜送回家。莫玉貞懷疑尹浩鏐愛上了這個女生，把她請到家，隨後又來了十幾位他們的朋友，每個人都指著他大罵。這個女生嚇壞了，氣得他好幾天不和莫玉貞說話。當莫玉貞知道一切全是誤會時，又親自打電話向那個女生道歉。莫玉貞敢愛敢恨、性格剛烈。

類似的插曲累積，為他們日後的婚變埋下了伏筆。

他們的第一個孩子出生了，帶給這個小家庭無比的歡樂。因為照顧孩子，莫玉貞不得不辭去工作。養家需要，尹浩鏐不得不利用每年一個月的假期到外地城鎮的小醫院當臨時醫生。

這既可增加收入，讓妻女生活得富裕些，又能借機四處遊覽，開闊眼界。辛苦難免，尹浩鏐卻也樂在其中。

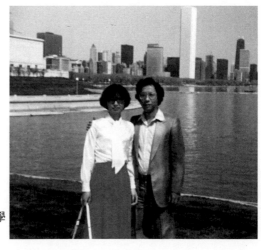

1969年與麥基爾大學同學茱蒂攝於蒙特利爾

第一年他去的是紐芬蘭省，第二第三年去的都是安大略省。至今他回憶起這段往事，其間不少趣事，已隨著急流勇退的年代抹去了記憶，卻也猶有些片斷依稀清晰。

　　記得他曾在紐芬蘭一個離島的鄉村醫院當醫生。這家醫院約有五十幾張病床，他之外，還有一個來自韓國的住院醫生兼院長。他是臨時工，所有苦活累活都歸他做。上午門診、開刀，下午查病房，晚間值夜、甚至出診，每天如此忙得團團轉，累得常睜不開眼睛。

　　有一次，在聖誕平安夜，他剛從教堂做完彌撒回到醫院值班，電話鈴就響了。一個人說自己頭痛欲裂，請他去急診。全院只有一輛救護車，不會為一個頭痛病人出動，他希望病人自己到醫院來，病人說：「我沒車子，你可以走路來呀！」

　　他無法推掉，只好冒著零下二十度的嚴寒，照病人指示，走了三十多分鐘的路，耳朵被冷風刮得好像要掉下來。好不容易找到那人的房子，裏邊黑黢黢的，毫無生氣。他僵硬著身子大力拍門，五分鐘之後，門才被一個醉醺醺的人打開。一股酒氣迎面噴來，嗆得他幾乎暈倒。

　　尹浩鏐沒好氣地說：「你醉了！」

　　「我只喝了一點點，一個人很悶。」那人一張口，又沖出一股酒氣。

　　「為什麼不開燈？」

　　「電器公司說我半年沒交電費給截斷了。我沒錢呀。」

　　看那人不過四十幾歲，應該有工作。

　　「你在哪兒工作？」

「我沒工作。」

「那麼，你靠什麼養活自己？」尹浩鏐十分好奇。

那人理直氣壯地回答：「政府救濟金啊！一個月八百元，比找的工作還掙得多，我為什麼要工作呢？」

在月光下，尹浩鏐依稀看到他房子裏空空蕩蕩的，很納悶，問：「這些錢應該夠你生活呀。」

「我每月第一個星期五拿到錢，到第三個星期錢就全用光，第四個星期過吃麵包喝清水的日子。」他坦然地回答。

尹浩鏐又問他那麼多錢都用到哪裏了。他說：「喝了酒。酒後常頭疼。」

「既然頭痛對你來說不過是家常便飯，為什麼要我來？」

「我太寂寞了，想找個人來聊聊天。」

聽罷這些話，尹浩鏐氣憤了。太豈有此理！加拿大福利好，工作的人把一半薪水拿來納稅，花在這些不勞而獲的酒鬼身上，真冤！

或者這個人不工作另有苦衷？尹浩鏐平息心中的不快，認真地問：「你是不是身體有什麼毛病了，不能工作？以前總該也有過工作吧？」

「我以前在銀行當秘書，一個月才五百元，還要打稅，倒不如領救濟金。」他倒也誠實，實話實說。

這人狀況讓尹浩鏐的思緒有些糾結。生活對每個人都很現實，既然領救濟金比工作收入多，他的選擇或者也可以理解，但假如人人都這麼想這麼做，加拿大還有未來嗎？

尹浩鏐把自己的想法坦率地告訴了他。

他說：「那也只能怪我們國家的制度，是制度造成的惡果。政客為了獲得窮人的選票，制定法律儘量把有錢人的錢拿出來給窮人，或者給不願意工作的人，造成不工作的人拿錢比做一般工作的還多。難道你沒聽說過這個故事……」

尹浩鏐聽他說得有點意思，沒等他說完，趕緊插話問：「什麼故事？」

「就是領社會救濟金的人每天吃牛排，做工的人每天吃漢堡包。」

聽他說的很像故事，這「故事」或者不全是「故事」。尹浩鏐不管那人願意不願意聽，自己是否對牛彈琴，隨口勸導說：「每個人不該如此現實地對待自己的國家，每個人不分能力大小，都應該為自己國家的發展繁榮貢獻一份力量。假如大家都為自己眼前的現實利益考慮，不去盡職盡責努力工作，國家還能有前途嗎？國家的前途和個人的命運緊緊連在一起的。」

「我們應該擯棄自己的不良習慣，如縱欲、貪婪和自私自利，應該敬佩和頌揚高尚品德，這樣內心才能平和，生活才能幸福。」

尹浩鏐把自己能想到的道理，苦口婆心了一番。

這時的尹浩鏐儼然像個教導員和心理輔導師。

「你們中國人有句古話『聽君一席話，勝讀十年書』，我很感謝你頂著嚴寒到我這裏和我說這些話。我會認真考慮的。謝謝你！我會記住這個平安夜。」

那人說話態度溫和起來，一反初見時好像全天下人都對他不起似的、牢騷滿腹、任性耍弄人的酒鬼模樣。

尹浩鏐很高興自己的話見了點成效，說：「我也很高興見到

你，同你一同度過平安夜。明年今日，也就是下一個聖誕平安夜，假如我們還有幸再見，我希望見到的是一個朝氣蓬勃、神采飛揚，一個肯為自己國家出力盡責任的人。」

握手告別，走出他家的大門，風停了，尹浩鏐感覺天氣不再那麼寒冷。

第二年冬天，尹浩鏐再次出動。他喜歡冬天遠行，很醉心看看不同地方的雪景。這次選擇了安大略省最北愛斯基摩人的村落——摩司佛陀。火車從多倫多啟動，窗外白茫茫的原野隨著車速奔逃，稀疏的房舍被皚皚白雪掩蓋，在冬日無力的陽光下閃動著亮光。

正看得出神，耳邊忽然響起一個聲音：「先生，你一個人來這荒涼的地方，是開飯館的吧？」

原來是鄰座的一位老人主動和他說話。老人的眼神中毫無歧視的意思。他回答說：「不是，我想來這兒開飯館也沒本錢。」

在老一輩外國人眼裏，凡到加拿大的中國人不是開飯館就是經營洗衣店，故有此問。尹浩鏐的回話帶著善意的玩笑性質。

旅途寂寞，老人大概很想找人說話，「哦，想來你是來做工的了。年輕人應該多吃苦，但為什麼非要跑到這麼偏僻的地方呢？洗碗、打雜之類的工作，完全可以在大城市找啊。」

尹浩鏐不想再騙這位熱心的老人，「其實我是來這兒當臨時駐院醫生的，想趁假期賺點錢補貼家用。」

他將自己的實際情況如實相告：「我是麥基爾大學醫學院的駐院醫生，因為正接受專業訓練，工資微薄。我有加拿大行醫的醫生執照，趁假期來這裏當駐院醫生，一個月能拿到二千元，可以彌補一年收入的不足。」

老人露出驚訝的神情，「原來如此，我真是失敬了。」

「你哪裏失敬呢，我們上輩子的中國移民，不都是做餐館和洗衣行業嗎？我現在不過是做另一種行業罷了，哪有彼此之分。」

他很感謝這位老者，同他平等溫暖的交談，紓解了他旅途的寂寞。

經過一天的車程，他終於到了此行的目的地，一家只有三十張病床的小醫院。一報到，他就被嚇了一跳。坐在院長室的竟然是香港大學醫學院的英籍院長M博士。

尹浩鏐曾見過此人。1962年六月中，他剛從中國大陸到香港，生活工作全無著落，走投無路之際，經朋友介紹見到眼前這個人。那時這人用奇異眼光看著他說：

「哈囉，我看過你寄來的信，你說你從大陸中山醫學院畢業，但我們是不承認你的文憑的，我能為你做什麼呢？」

他抬著頭，不緊不慢地如實回答：「我也不知道，只是想來碰碰運氣而已。其實你能否幫忙，我並不抱希望，只是已經無路可走，不在乎多碰幾次釘子。」

「噢！你會講英語，聽說大陸出來的、尤其像你這樣的年輕人多半是不會講英語的。」

英籍院長M博士再次翻了翻尹浩鏐寄的履歷表，接著說：「你不過二十二歲，已經在醫學院畢業，還會英文，我有點糊塗了……」

「我們學制不同，從高中畢業後我進醫學院念了五年，英文是自修的，所以說得不好。」尹浩鏐答。

「太棒了！看得出來你是個勤奮的青年，見到你很高興。我願

意為你效力，只是……」這位院長說著，從椅子上站起來，慢慢走到窗口，作沉思狀。

尹浩鏐心裏很明白，香港不承認大陸學歷，而且五年的大學生活多半時間都給了各種政治運動，比如反右、大煉鋼鐵、反右傾等等，光陰多半虛度，沒時間認真讀書，若承蒙他看得起，也怕自己難以勝任他介紹的工作。他決定不再難為對方；「M博士，能有你這句話，我已經很滿足了……」

「容我想一想」，M博士打斷他的話，誠懇地說：「我真不希望令你失望，明天再來找我好嗎？我想，我會給你個比較完滿的安排。」

尹浩鏐大喜過望，彷彿在死亡線上掙扎的人看到生的曙光：「真是太感謝您了！我若能得到您的幫助，給我份能糊口的工作，同時如果還有機會在港大進修，或者當旁聽生也好，繼續我的本行，那我就心滿意足了。」

「好！好！有志氣！」M博士將一臉的嚴肅，突然換作哈哈笑聲。從這笑聲中，尹浩鏐感受到了溫暖和鼓勵。

受寵若驚的尹浩鏐睜圓了眼睛，有點不敢相信自己的耳朵，小心翼翼地求證：「我真的能再來找你嗎？」

「當然是真的，何況介紹你來的張文權醫生也是我最好的朋友呢。」M博士神情篤定。

第二天他如約前來，尚未開口，M博士就遞給他一張聘書。他急忙展開，只見上寫：

聘請尹浩鏐醫生為本校解剖學助教，薪金每月港幣一千元，另加食宿及雜費交通費五百元，一年為限。院長M

簡直是天上掉了個大餡餅，沒有經過解剖主任面試，怎麼他可以做如此決定？尹浩鏐太太太不敢相信了。揉了揉眼，再看，不錯，還是這幾行字。

　　他感激地說：「我真不知道該如何感謝您才好！原以為我只值一個月五百元，你卻給了我一千五百元，而且，沒有徵求解剖主任的意見，他會接受我這個土包子嗎？」

　　出乎意料，M博士說：「我當然會徵求解剖主任的意見，他正在辦公室等我們呢。」

　　常聽說，英國佬一向看不起中國人，M博士卻以院長之尊親自帶他這個無名小輩去見自己的下屬。

　　心怦怦跳著走進解剖室，紅鼻子解剖室主任向他伸出黑毛毛的大手，「哦！你就是浩鏐醫生啊，這麼年輕！簡直是個小孩子嗎！」，說著轉頭看M博士，一種不可思議的神情。

　　「我們中國人的面孔看著比實際年齡小些，我已經二十二歲了。」尹浩鏐急忙解釋。

　　「二十二歲也是小孩子呀，怎麼教我們的學生呢？」解剖主任反駁。

　　M博士說：「那你有什麼提議，我一定要幫他的。」

　　解剖主任提議，由他和M博士寫兩封介紹信，推薦尹浩鏐到加拿大麥吉爾大學醫學院繼續讀書。

　　聽解剖主任這麼說，尹浩鏐不由想，既然能介紹我去麥吉爾大學，為什麼不能介紹我在港大學習，是否在變相推諉？他藏住心裏的想法，說：「謝謝好意。可是我剛來香港，去加拿大是不會批准的……」

「那不要緊，我可以替你申請獎學金，加拿大有獎學金，港大沒有，即使有也不會給一個剛從大陸來的學生。加拿大不同，他們分不清哪裏是香港，哪裏是大陸，他們看到介紹信就會給你獎學金，有了獎學金還擔心拿不到簽證嗎？」

「當然好。」，尹浩鏐慶幸自己遇到一個比M博士還熱心的英國人。不由想：上天何其眷顧！祖先一定拜佛虔誠，保佑他竟然在冰山裏找到金礦。

一應申請手續由M博士的秘書代辦，他在寄居的舅舅家等消息。兩個月過去了，他終於拿到加拿大麥基爾大學一份研讀生理解剖碩士的獎學金。他懷著激動興奮的心情到加拿大領事館辦簽證。苦等了三個月杳無音訊。

當時對他來說，度日如年。不免絕望，便去了臺灣。

轉眼間，七年過去，未料在加拿大安大略北邊的小村落裏遇到了M博士。他鄉遇故知。有道是，人生何處不相逢！

M博士熱情地擁抱他，調侃地說：「好傢伙！你跑到哪裏追女人去了？全無音訊，還記得在世界上有我這麼一個人嗎？」

尹浩鏐十分高興地回敬：「還說呢，你們兩個老傢伙騙我瞎歡喜了三個月。好在我當年還沒餓死，不然就見不到你老人家了。咦！你怎麼好好的院長不當，跑到這裏來喝西北風？」

「後浪推前浪嗎？我老了，退休了，閑著無聊，也不想回英國，只好跑到這裏看雪景了。年紀輕輕的，你怎麼也來了？」

尹浩鏐將他離開香港後的經歷一五一十相告。聽完後，M博士說：「我看到人事部送來的資料，只知道是個中國來的醫生，沒想到竟然是你。你還學我們起了個洋名字Raymond。」

「是天主教神父替我起的。」尹浩鏐說。

M邀請他晚上在自己家相聚，「好好喝一杯。」尹浩鏐如約前往，M的太太和藹可親，賓主盡歡而散。

第二天，他病倒了，重感冒。應該是受不住零下三十度的嚴寒。

這一病，把M急壞了。M剛批准原來的醫生一個月的假，那人前腳走，尹浩鏐後腳到，院裏住著二十多個病人等他照顧。M說：「你這小子真壞，醫院正缺人手，你倒先病了，我反而要當你的醫生。我是搞公共衛生的，沒拿聽筒也快四十年了。不僅住院病人，還有門診，都等著你呢。」

尹浩鏐見M焦急的樣子，非常內疚，要求帶病工作。

M堅決不准。在M悉心照料下，他的病很快好了。為治好他，M狠下重藥，連著三天給他打了六次嗎啡，弄得他整天昏沉沉飄飄然。

和M這段異國重逢，歡樂重聚，永遠留在尹浩鏐的腦海裏。M當年肯無私幫助他，無論結果如何，都算是他生命中的一個貴人。

第三年秋天，他沒再去M那裏，而是去安大略省湖畔的克林頓城的一個小醫院當醫生。

這裏氣候宜人，風光明媚，仰臥湖畔，舉頭望去，滿眼紅的綠的秋海棠似的楓葉；閉目養神，鳥鳴伴著流水潺潺，一組天籟交響樂耳畔彈奏。

當時尹浩鏐當放射科駐院醫生已經是第三年，他到克林頓這家小醫院仍然做些放射診斷工作。

他在克林頓城活得很快樂。不但有美景欣賞，更有美人相伴。

他工作的科室有個名叫「珍」的漂亮女技術員，很喜歡找他聊天，還帶他遊山玩水。妻子不在身旁，天性開朗浪漫的尹浩鏐，樂得放鬆心情。每當傍晚便與她在安大略湖畔遊樂徜徉。楓葉醉紅遍山，與落日的餘暉在安大略湖中閃爍著的散金碎銀交相輝映成人間仙境。他和她坐在樹下喝茶，透過濃密的楓葉，看著她美麗的玲瓏曲線，不免生出遐想。

「珍，你好美，可惜我已結婚，不然我不會放過你。」他玩笑中帶著些許認真。

「真的？」她睜大誘人的媚眼，「管它呢，結了婚又怎樣！」

「那可不是開玩笑的。」他驚奇她的大方，「若被我太太知道了，她可不會饒過我們。」

「簡直荒謬，人的身子是自己的，不屬於別人。愛怎麼用，是自己的事。」

「這話從何說起？」

她的此番言論，令從東方保守國家來的他大跌眼鏡。

「科學家用頭腦，工人用手，我們女人嘛，當然是用美貌和身材勾引最好的男人了。」

尹浩鏐簡直被這個西方豪放女嚇傻了，「哇！看來你一定有許多男朋友了。」

「我才不要男朋友呢！除非遇到你這樣老實又可以依靠的男人。」她很直率。

「以你的聰明美麗，還怕找不到比我強百倍的男子。」他有點受寵若驚。

「比你英俊的有的是，可像你這樣傻頭傻腦的土包子卻少

有。」她的話很認真，也帶著些許揶揄。

「你喜歡傻頭傻腦的土包子？」尹浩鏐奇怪她的想法。

「對了！英俊的男人多靠不住。」想不到這女孩還很實在。

「那也不一定。假使我長得像電影明星馬龍白蘭度，我也不會背叛自己的妻子。」他認真地說。

「那你為什麼和我出來玩，還色迷迷的看著我？」她有些不解。

「女人和花一樣，可以欣賞，但不一定非要把她折下來。何況……」

「何況什麼？」她追問。

「我一個人在這裏也很寂寞呀。」

「你喜歡和我上床嗎？」

哇！這麼直接！他嚇了一跳。回答得卻也坦誠：「當然喜歡，但不敢。怕我太太，更怕閒言碎語。」

「你真是君子，換句話說，你簡直是稀有動物呢。」

這番交談後，他們兩人不但沒疏遠，反而有種親人的感覺。每天傍晚下班後，他仍同嫵媚放浪的她把臂同遊，望層林盡染的遠山，觀碧波蕩漾的近水。整整一個月，尹浩鏐沉浸在如夢如幻的仙境中。

參觀附近一個果園，是兩人最後一次同遊。看著每株樹上掛滿詩情搖曳的鮮果，嗅著從繁花中飄出的一股股奇香，她婀娜地站在樹下，此情此景，令尹浩鏐心神蕩漾，情不自禁地走到她面前，望著她迷人的媚眼，輕輕說：「珍，你美如仙界裏的神女，可惜我緣慳福薄，無福消受。你好像樹上的鮮果，我一伸手就可以採摘，可

以品嘗，足以使我性靈迷醉，但我不能，這樣對你不公平。我既不能娶你為妻，就不該偷食禁果。美好的青春瞬間即逝，正如果子會零落、凋謝，你要珍惜自己，不要隨便讓人採摘，保持自己完美的形象，好的男人就會珍惜你，你就會找到一個很好的歸宿。珍，我很感謝這一個月來，你陪我度過的美好日子，我會永遠記得你。希望不久的將來，我接到你的喜訊，告訴我你找到一個品德純良的如意郎君，建立了一個美好的家庭。」

「你是我見過最好的人，我一定記著你的話。」她眼睛裏充滿喜悅的淚水，幽幽地說。

她後來如願找到一個理想伴侶，丈夫是多倫多大學的外科醫生，有一對冰雪聰明的兒女。大兒子繼承父業，女兒是律師。他和她始終保持著聯繫，兩個家庭成了朋友。

三個假期到三個地方的小醫院當臨時醫生，讓他適應了不同的醫療環境，接觸到更廣泛的病人，這對他醫術的考驗和提高不無補益。

在弗里瑞的悉心教導嚴格要求下，尹浩鏐苦讀了三年。弗里瑞教導他的不僅是日常灌輸的學問和其所編寫的六大冊經典著作中的知識，更重要的是教導他如何做一個有愛心、熱衷於奉獻的好醫生。弗里瑞教授高尚人格和品德也潛移默化地影響著尹浩鏐。

在麥基爾大學前後四年，一年在核子醫學部，三年跟隨弗里瑞研究。其間，他曾被派到蒙特利爾神經學院深造神經放射科和蒙特利爾總醫院受訓，各半年。

學業結束時，尹浩鏐雖非同屆畢業生中的佼佼者，但也沒有掉

隊落後，終於考取了加拿大放射學、美國放射學、美國核子醫學的專家文憑，並考取加拿大皇家內科學院院士，成為英國皇家醫學會會員。

　　弗里瑞教授為他找到美國康州一個醫學院附屬醫院X光醫生兼核子醫學主任的位置。當尹浩鏐向他辭行時，弗里瑞帶著憐愛的眼光意味深長地對他說：「Raymond我很高興有你這樣的學生，但你要知道，走出校門僅僅是人生的第一步，今後迎接你的將是漫長的行醫路途。你要記住我們這裏的第一屆內科主任，被醫學院稱為內科鼻祖的奧斯拉的話『當你選擇了行醫的道路，就意味著你的一生是把愛心和辛苦結合在一起，你的生命再也不屬於你自己，而是千千萬萬等著你去救護的病人。』」

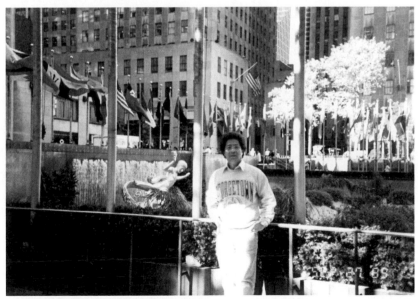

1972年攝於紐約洛克菲中心

含淚聆聽了恩師教誨。尹浩鏐從恩師那裏，學到做人的道理，懂得不責怪對不起自己的人，懂得做人要有責任心，懂得從完成責任中得到快樂，懂得從苦中得來的樂才是真樂，這種苦樂循環能使人充滿活力。作為一個醫生，只要心中有愛，就不會以工作的苦為苦，就會從苦中得到至高無上的快樂。

多年後，當他已自行開業行醫，突然從當年同學那裏得知恩師弗里瑞去世的消息，震驚難過不已，為紀念、為感懷，深情地寫下了《永懷恩師弗里瑞》一文：

對恩師，我是一個不爭氣的徒弟，雖然我向來不是勝者，但命運卻出奇地眷顧我。在中國大陸，得到陳國楨教授的悉心教誨。在臺灣，蒙當時由美國回去的傳染病權威劉教授的提拔。後來去了加拿大的哈利法斯，又蒙高布隆教授的耐心指導及推薦，把我送入當時世界五大名醫學院之一的麥基爾大學，師從當時名滿天下的恩師，從學四年，想起恩師的音容笑貌，我凝望著水邊的浮萍，墮入了默默的沉思……
……

啊！恩師，我生何幸，既能得到您的栽培，更能受到您偉大人格的感召，使我能從苦難的一生中體會到人生的真諦。您所賜給我的，我是永遠無法回報。然，我知，您人生的真正意義是貢獻，又何嘗有一分一秒去想得到回報呢？

啊！恩師，您為責任，為奉獻而生，您生前偉大高尚的志向，就讓您的弟子去繼承吧，您應該在天國永享安閒了。

親愛的恩師，安息吧！」（見《在美國當醫生》）

第三章　**星條旗下好行醫**

一、遭妒忌憤然辭職

當年，他剛到蒙特利爾麥吉爾大學不久，忽然接到美國領事館的電話，通知他去美國的移民護照已經辦成，可以立刻起程。他回答，已經在加拿大當駐院醫生，不打算去美國了，而且哈佛那邊的合同也已因過期而取消。一位名叫布朗的副領事轉告他說：「反正已經批准你的移民護照，以後若想來美國，隨時歡迎，你的資料由我專門負責。」

布朗的積極態度，讓尹浩鏐有點受寵若驚。

有一天，布朗突然上門找他，噢！這位副領事原來是黑人。布朗說，前一天晚上不小心摔下樓梯，感到胸口很痛。尹浩鏐安排他先拍了X光片，發現左胸有兩根骨頭斷裂。便戲問：「是被太太打傷的吧？」布朗聳聳肩做了個鬼臉。從此，兩人成了朋友。

在一次閒聊中，尹問他：「我不明白，你們好像對我特別好。為什麼？」

「因為你有良好的記錄檔案，更重要的是你有兩封得力的推薦信。」布朗說。

「這就奇怪了，什麼時候有介紹推薦信到你們那裏了？」

布朗露出神秘的笑容，不肯說下去。後來尹浩鏐有事到他辦公室，他出示了尹的資料袋，拿出哈佛到臺灣的客座教授劉矜教授和高布隆教授的介紹信，還有他在麥基爾大學受訓的記錄。

不久，布朗調往英國，臨行前告訴尹浩鏐，他的檔案已經轉到另一位女性副領事那裏，並告知她的名字和電話，若去美國，打電

話給她便可。

1972年二月，尹浩鏐獲取美國康州哈佛特市的聖法蘭西斯醫院聘書，聘請他為放射學醫生兼核子醫學部主任。

聖法蘭西斯醫院是美東新英格蘭區第三大醫院，有八百多張病床，在當地很有名。他和太太都為此雀躍不已，馬上聯繫負責他移民檔案的女副領事，告訴她決定赴美，七月一日就要上班，希望能在這之前成行。

女副領事動作迅速，第二天就約他到辦公室面談。尹浩鏐如約前往，女副領事先說聲恭喜，接著送上熱情擁抱。

至今他尚記得當時與女副領事的交談問答。

女副領事說：「美國很需要你，你可以隨時動身，無須再等。」

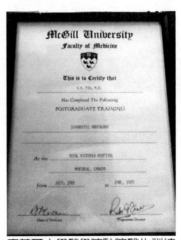

麥基爾大學醫學院駐院醫生訓練結業証書

他回答：「但我要到六月底才能受完訓，而我的工作七月一日才開始呢。」

「那容易，」她微微一笑，「你可以先到美國，再返回加拿大完成你的工作，一切我可以安排。到時你只要預備好你、你太太和女兒的照片就可以了。」

第二天早上，尹浩鏐全家按照美國領事館的安排，開車直駛到美國邊境，將照片交給美國方面的辦事人員，只十五分鐘便辦好入境手續，一切順利快速得不可思議。

心情愉快的全家人在美國邊境小城吃了美味午餐，便又返回加拿大。

尹浩鏐沒想到美國對他這麼歡迎，再一次感到受寵若驚。後來才知道，當時美國缺乏核子醫學人才。

當年，美國進行第一屆核子醫學考試。尹浩鏐只在麥基爾大學做了一年核子醫學住院醫生，沒有參加考試的資格。參加考試，最少要有四年的訓練。他寫信給約翰·霍普金斯大學醫學院（John

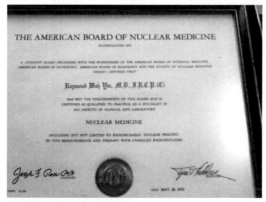

美國核子醫學專家証書

Hopkins University Medical School）的核子醫學主任、美國核子醫學總會會長、第一屆核子醫學考試的主任委員亨利・華納（Henry Wagner），想試探一下，以自己的訓練，可否作為例外參加考試。信寫了，並不抱多少希望。不料，他很快得到對方的回信說：很樂意推薦。

尹浩鏐意外得到了機會，便興致勃勃與其同一位主任教授一塊去美國「趕考」。過境的時候，移民官問他們到美國做什麼？他們說到波斯頓參加核子醫學專家考試。過境官望了他倆一眼，很驚奇地說：「你們兩個一個好像小孩子，一個像老人家，怎麼一起考試？」主任苦笑了一下。尹浩鏐回答：「這是第一次考試，不分老少。」

考試進行了一整天，考題中有許多關於核子物理的內容。尹浩鏐順利答完後出場。返程途中，只見主任愁眉苦臉，他問為什麼，沒有得到回答。後來別人告訴他，主任很擔憂，假如尹考取自己失利，不知該如何面對。尹浩鏐聽後，覺得主任真是杞人憂天，憑他

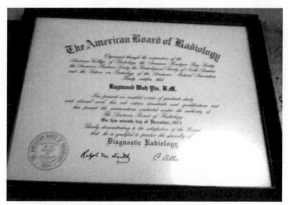

美國放射學專家証書

的學問怎麼能考不取？果然，他和主任都考試通過，成為美國第一批拿到核子專家文憑的人。

當年六月底，他正式受訓完畢，與妻小收拾行李出發到了美國康州（Connecticut）的哈福特（Hartford）。到康州第二天，因他就職康州大學的聖法蘭西斯醫院（St.Francis Hospital）地位崇高，無須考試，便取得康州的行醫執照。未久，他又考取了全美醫生執照（FLEX）。

開始工作時，他不但要負責核子醫學部門，他是X光專家，當時核子醫學歸屬放射科，所以他同時也要做X光工作，一人做兩分工。那時核子部門只有一間可容納兩個病人的小房間。他雄心萬

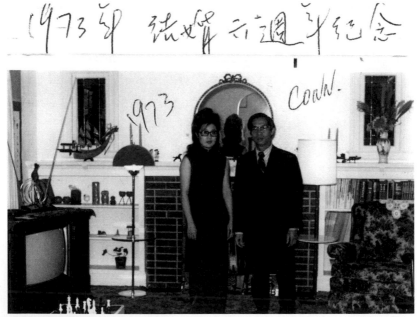

1973年康州哈福特市家中客廳

丈，著力于開拓核子醫學。

美國核子醫學會康州分會的朋友們鼓勵他把核子醫學從放射科分離出來獨立門戶。主任會因此失去不少權利，所以堅決不允許分開。

1973年，尹浩鏐被正式委任為專職核子醫學部主任。他對業務很認真，對行政說不上合格，本性吊兒郎當，行政工作多推給副手，不多過問，專心帶駐院醫生，同時每週四下午例行開車到哈佛大學醫學院麻省總醫院參加那裏舉辦的臨床病理學討論會。

在他和同事們的共同努力下，從英國、從耶魯大學請來核子醫學專家，將這家醫院的核子醫學部門發展起來。從小小的房間變成有三個伽瑪機，兩個造影床，很大的實驗室，擁有七位技術員，一位物理主任，幾個住院醫生的頗具規模的部門。他的工作負擔也越來越重。

其間，他曾享受過三週假期，攜妻帶女暢遊了歐洲各國，先到瑞士的日內瓦，坐在湖邊品味拜倫雷湖畔的詩情，再沿著拜倫的足跡，來到阿爾比斯山腳下，朗誦拜倫致奧古斯丁的情書。再轉道巴黎到倫敦近郊的莎士比亞故居。自離開中國後，一路苦學苦修、不斷在工作中歷練提高，分分秒秒的珍貴，顧不上休憩遊樂。終於，苦盡甘來。他躊躇滿志，第一次享受這麼長的假期。

他在參加全世界在美國佛羅里達召開的核子醫學會議時，發現其中有好幾位中國專家。在他的倡議下，成立了美國核子醫學中國人的聯會，並被委任為首屆會長。

尹浩鏐的表現，遭到放射科主任嫉妒，處處與他為難。忍無可忍，彼此發生數次爭執。常言說，職場如戰場，明爭暗鬥的事，似

乎全天下的職場皆然。

1974年底，尹浩鏐去英國倫敦參加英國皇家醫學院年會，並宣讀論文，得到多數學者認同，成功完成此行。

凱旋康州不久，發現原來支持他對抗放射科主任的副院長，因鬥不過放射科主任，為求自保，竟然倒戈相向，成為放射科主任的同謀。他在醫院和主任之間無所適從。氣憤之下，他和放射科主任爭吵起來，揚言要離開醫院。主任雪白的皮膚氣成豬肝色，惡狠狠地說：「你只是移民，還不是美國公民，假如要離開，我可以向移民局報案把你趕出美國！」尹浩鏐聞言大怒，顧不上後果，只管怎麼痛快怎麼說：「我本來給你三個月時間找人代替我，你這樣一講，一分鐘也不想留了。給你兩個禮拜的時間找人。找不到，我也不來上班！」

決心下得太快，他走出辦公室，心中彷徨，後悔把話說得太絕。但是年輕面子重，下不了臺，不知如何是好。

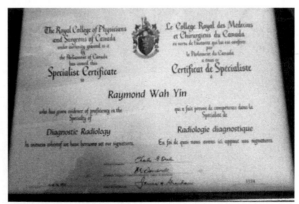

加拿大放射學專家証書

耶魯大學的一位朋友歡迎他參加耶魯的工作，聖路易馬林格拉醫學院也請他到那裏當副主任，但他已然心灰意冷，從這時起，他深深體會到黃皮膚的華人在異鄉掙扎所面臨的最大難題，就是不管你有多大成就，永遠不能和白人爭取平等的權利。

　　所謂槍打出頭鳥，華人在許多專業領域備受排擠司空見慣。那位放射科主任為了不放棄自己手中的權力，即使自己對核子醫學是門外漢，寧可將尹浩鏐排擠出去，也不肯順應科發展潮流讓核醫獨立。如果放射科主任不是白人，何來如此能耐。

　　尹浩鏐早有自己開業的想法。在大學醫院工作是受薪階級，主要工作是研究，拿經費寫論文。他初到康州不久，就承擔起核子醫學主任的重擔，其他科室主任都是美國名教授，每次開會，他都有很大的心理壓力。如果出來開業，雖然將來可能沒有論文發表，成不了權威教授，但會有更多的時間和家人在一起，享受更多的個人空間，增加經濟收入，人事關係也比較單純。

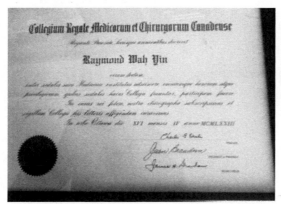

加拿大皇家醫學院院士証書

再三掂量思考，他鐵了心要出來，對自己說：不能因為一次不順心就放棄努力，要證明給聖法蘭西斯醫院看，失去了我，是你們的損失，不是我的損失。

　　但是，一個在大學裏做科研工作的醫生，驟然出來開業，談何容易。他擔心一時之間難以找到關係，既而又想，在美國已然建立了一定聲望，找工作應該不困難。他把決定告訴妻子莫玉貞，她非常贊成。百分百支持。那時大女兒淑蕊四歲，天真可愛。多少年來他始終把心思放在科研、論文和看病人上，早出晚歸，很少有時間陪太太和照顧女兒，倍感愧疚。

　　已經和放射科主任撂下狠話，給他兩周時間找人。過了兩周，他沒告訴醫院任何人，便攜妻帶女去倫敦、巴黎、日內瓦三個城市旅遊了一番。歸來後就沒回醫院。

　　對於尹浩鏐來說，這是他人生又一次重大的選擇。當年他選擇偷渡香港，選擇到臺灣攻讀，選擇到加拿大深造，選擇到美國行醫。一路的追尋，奠立了自己的事業基礎和地位。這次面臨的新選擇，則是他事業的終極走向。如果說，童年、讀書、深造等用去了人生中近乎三分之一的時光，接下來大把的光陰，該如何託付，能不慎重？

　　是繼續在大學醫院成名成家成權威，還是自由飛翔，做一個除了「名醫」再不會其他桂冠、完完全全的醫生？

　　他決定不再接受其他大學醫院的聘請。

　　日後，耳聞目睹在台大醫學院和加拿大麥基爾大學等醫院的同學有不少地位顯赫成名成家，他是否後悔過自己當初的選擇呢？

　　當時年輕氣盛的尹浩鏐，只想如何自由，如何不受委屈，如何

讓家庭生活得更美滿幸福，一門心思想著單飛，希望找一個有名望的醫生集團私人開業。

偌大的美國任他選，想到哪裏開業全憑他和家人的興趣。拿著地圖看來看去，山明水秀的地方是他的理想。第一喜歡夏威夷哈魯魯，那裏海空碧藍。第二佛羅里達有新開的狄斯奈樂園，每個星期可以帶女兒去玩。第三個選擇是洛杉磯，那裏華人最多，應該活得輕鬆愉快。那時核子醫學在美國尚屬萌芽階段，陰錯陽差，他成為該學科的開山鼻祖，自身頗有些本錢。

在他即將離任時，被選上對康州核子醫學年會負責的兩個代表之一，另一位是耶魯大學的主任。

賦閑在家了一段日子後，1975年初，尹浩鏐接受了佛羅里達州奧蘭多一個放射核子學醫生集團的邀請，參加該集團共同開業。由他專門負責擴展該集團有權使用的私人醫院的核子醫學部門。

和中國大陸的醫院不同，美國只有大學附屬醫院有自己固定的醫生，其他醫院一般只具備一應醫療設備、管理者、技術員和護士，所需醫生則和不同專業的開業集團簽約合作。醫生及其職務的人事任免權，全由開業集團決定，醫院無權過問。醫院和開業集團純屬簽約制的合作關係。合作愉快，則續約，否則一拍兩散。

尹浩鏐當大學的醫生時，年工資四萬多美元，參加開業集團後，年收入可達二十多萬美元。這是上世紀七十年代，後來還更多。

開業集團不但受聘幾家醫院行醫，另外自己也有一應醫療設備，集團的醫生有時間也在自己的機構行醫。

當醫生，最掙錢的是整形醫生，第二是神經外科，第三就是放

射科。內科醫生的收入要排在八、九位。在美國，特一流的醫生多留在大學醫院做研究，有名望卻收入少，優秀的醫生外出開業，普通的醫生受聘拿工資過日子。

奧蘭多本是佛羅里達州中部的一座小城，後來成為新興的大城。風景宜人，遍佈美麗的湖泊，盛產黃橙橙的桔子，還有遠近聞名的狄斯奈樂園和海洋世界。它是美國、甚至是世界嚮往的遊樂勝地。

先試行工作了一個多月，他把核子部門弄得有聲有色，請了技術員，買了伽瑪攝像機。一切弄好，醫生之間相處合作愉快。本來準備和這個集團正式簽約，但有一次開車出門，突然迎面撲殺過來成群蝗蟲，遮天蔽日，整個車窗黑成一片，無法看路，他驚慌失措，差點翻車釀成大禍。正好妻子從康州開了一天一夜車來與他相聚，見狀勸他不要留在奧蘭多，萬一出車禍，一家人怎麼辦。

他只好婉辭而去，雙方都依依不捨。集團送給他二個月的薪水及來回旅費，並說大門永遠朝他開著。他充滿感激，開車回康州家中再另謀出路。

另外還有兩個合約可去，夏威夷和洛杉磯。夏威夷的那家一去就可成合夥人，但條件不太好，工作非常繁忙。洛杉磯那家，五年後才能正式成為合夥人。何去何從，他給自己留了一個星期的時間思考決定。

突然萌生了流浪的心情。熱愛文學的他，首先想到了哈福特市中心的馬克‧吐溫故居。

馬克‧吐溫是美國的幽默大師、小說家、作家，亦是著名演說家。四十年的創作生涯，寫出了十多部長篇小說、幾十部短篇

小說及其他體裁的大量作品,其中著名的有短篇小說《競選州長》、《哥爾斯密的朋友再度出洋》和《百萬英鎊》等,長篇小說《鍍金時代》、《湯姆·索亞歷險記》、《王子與貧兒》等。《哈克貝利·費恩歷險記》是他的最優秀的作品,曾被美國小說家海明威譽為是「第一部」真正的「美國文學」。他的故居漢尼伯(Hannibal)位於密蘇里州東北部,是密西西比河沿岸一個萬人小鎮,也是馬克·吐溫少年時期成長的地方。故居一帶的房子及門前的街道完全保留原樣,並且禁止車輛通行。

尹浩鏐帶著崇敬的心情參觀了馬克·吐溫故居及其博物館,看到所陳列的馬克·吐溫林林總總的著作,不由勾起了他流連不已的文學夢。要不是為了養家糊口,他真想找個幽靜優美的地方安居讀書寫作。

閉上眼做夢,睜開眼是現實。他戀戀不捨地離開了馬克·吐溫故居,開著車子去哈福特市郊容閎墓地。容閎是中國留美學人的鼻祖,拜謁他的墓地,幾乎是留居美國的中國人的一個共同心願。

容閎的墓在康州乃至全美國都極富盛名的雪松嶺公墓裏。公墓很大,共分25個墓區,據說有1.1平方公里。從墓區分佈圖上看,這裏長眠著二十四位名人。比如摩根家族墓為18號名人墓,位於11號墓區。與之相鄰的第10墓區內就標著容閎墓「21」的編號。車子可以在墓區繞行,尹浩鏐憑著墓園提供的指示圖,把車子徑直停到了第10區的邊上。美國的墓地風格各異的墓碑錯落有致,墓地之間全由草坪樹叢相連。在墓區行走,有幾分踏青攬景的感覺。緣于對容閎的敬重,他很快在這個區的東北側找到了容閎的墓園。

容閎墓園素雅幽寂,由墓碑、紀念碑、墓穴組成。灰白色的墓

碑呈正方形，碑的正面朝東方，其用意不言而喻。碑面用英文雕刻容閎和他妻子瑪麗‧凱勞格的名字及生卒日期。第三層台級上除刻著「YUNC」外，還有一個篆體的「容」字。這是墓碑上唯一的漢字。碑的前方臥有「容閎先生紀念碑」。

容閎墓碑，高不過人，卻足以令人高山仰止。立在容閎的墓前，尹浩鏐不由想到一段久遠的歷史：1846年冬，香港馬禮遜學堂美籍校長布朗博士因病回國調養，隨行攜廣東學生容閎、黃勝、黃寬三人前往美國留學，此舉開中國近代留美教育，以及近代所有留學教育之先河。容閎等人抵美後，被送入麻塞諸塞州的孟松學校學習。1848年秋，黃勝因病回國。次年，布朗先生提供的兩年學習經費期滿，黃寬轉赴英國學醫，容閎則得到美國喬治亞州薩伐那婦女會資助，考取耶魯大學，經過四年寒窗苦讀，1854年他以優異成績從耶魯大學畢業。他沒有留在美國發展自己，而於翌年，便抱著「予之一身，既受此文明教育，則當使後予之人，亦享此同等之利益，以西方之學術，灌輸於中國，使中國日趨文明富強之境」的願望回到祖國，並著手擬定了招收少年兒童赴美留學的計畫。1870年，經江蘇巡撫丁日昌引見，容閎結識了清廷重臣曾國藩，並乘機呈上留學計畫，得曾氏贊同。旋由曾國藩、李鴻章等聯名上奏「選派幼童赴美辦理章程」。該章程得到清廷批准。雖然後來執行起來苦難重重，但官派留學，終於邁出了第一步。

在墓地前，尹浩鏐對長眠的容閎深深三鞠躬，感謝這位留學生鼻祖，為開啟中西文化交流做出的巨大貢獻。

尹浩鏐這一程的流浪遊覽給他的內心注入了不少活力。

二、為自由獨立開業

　　旅遊回康州家不久，尹浩鏐正準備去洛杉磯和夏威夷的兩家醫院考察，看看哪裏更適合自己。即將出發之際，忽然接到伊利諾（Illinois）州普魯明頓（Bloomington）的好友陳景儀的電話。只聽他朗聲說：「喂！聽說你老兄走投無路，可否到我這裏來試試？我正好和四個美國佬合夥成立了普魯明頓放射醫生集團公司，正想找一個有核子醫學專長的人，你來見見他們如何？」

　　彼此是老朋友，熟不講理，他半開玩笑半認真地回答：「你那鬼地方，我看地圖都要用放大鏡，又沒湖又沒山，想吃魚捉不到，要吃兔打不著，你倒說個理由，我為什麼要去？」

　　「哈，老兄，你看過一部叫《教父》的電影嗎？」陳景儀問。

　　「這與我找工作風馬牛不相及吧。」

　　「怎麼能說風馬牛不相及呢，關係可大啦。你難道沒聽說那教父和他的准合夥人說過的一句話嗎？」

　　「什麼話？願聞其詳。」

　　「他說『我給的優惠令你不能拒絕』。」

　　「我才不上你的當呢，誰都知道那教父用的是霸王硬上弓。」

　　陳景儀不理會他的話，繼續自己的遊說：「老兄，夏威夷只適合旅遊，不適合去工作。在洛杉磯離開汽車出不了門，你不太會開車，一不小心就會出車禍，小命說不定很快報銷。我們這兒嬌小玲瓏，風景優美。你不妨先來看看，假如喜歡，就留下，若不成，再走不遲。我保證用最好的牛排招待。」

「住呢？」尹浩鏐問。

「當然住我家了，你難道喜歡住旅館？」

尹浩鏐為陳景儀的話所動，再說同學好友多年不見，相聚也是一件令人開心的事，便答應了邀約。

陳景儀從飛機場把他接到家，已是黃昏時分。他的家坐落在景色宜人的鄉村俱樂部，房屋為一大片青草地和林立的橡樹圍繞。正值秋末冬初，微風中，鮮紅的橡樹和晚霞相輝映，染紅半邊天。晚飯罷，陳景儀因急診去了醫院，他在壁爐前和景儀的妻女聊天話家常。

翌日，陳景儀帶他去見集團董事長。董事長是位六十來歲的醫生，和藹慈祥，彼此談得很投機。他告訴尹浩鏐，這個由放射學專家組成的集團負責當地聖若瑟（St. Joseph Hospital）、曼諾奈醫院（Mennonite Hospital）及保羅曼醫學中心（BroMenn Medical Center）等三家醫院的工作。集團中現有六人，包括五個美國人，一個中國人。董事長很希望尹浩鏐能留下來，擔任三間醫院的核子醫學主任，工資是夏威夷和洛杉磯那邊的兩倍。工作一年後，第二年便成為正式合夥人，拿集團醫生同樣的薪水。另外負責他的搬家費。

尹浩鏐覺得環境和條件都不錯，心裏已認可，但還是先電話徵求了妻子的意見。莫玉貞也很感興趣，建議他接受這個新單位。尹浩鏐問她，如果自己留下來，她是否願意放棄康州的家？康州是大地方，這裏是小城。他擔心妻子放不下繁華的大都市。

不料莫玉貞卻義無反顧，說她最喜歡美國的小城。美國的小城環境優美，靜謐和平，生活方便，孩子也不容易學壞。

電話辭謝了夏威夷和洛杉磯集團的邀約，尹浩鏐同普魯明頓的放射學專家開業集團簽了合約。

時間所限，舉家遷居前，他只好把康州的房屋委託給一家中介公司出售。他的房屋坐落在高尚地區，與高爾夫球場和溜冰場距離很近，環境非常優美。當時美國經濟不景氣，賣房的多，買房的少，中介公司的小姐，趁他不在，私自住進他的房子，沒有好好賣。等發現後，小姐請求他不要告到公司，假若被告，她的中介執照就會被吊銷。想不出更好的辦法，他只好草草便宜賣掉。

1975年二月，尹浩鏐舉家遷到普魯明頓，先買了個普通房子安頓下來。

普魯明頓是一座文化名城，這裏有伊利諾州立大學（Illinois State University）及私立威斯利安學院（Wesleyan College），該學院是著名學府，全美到處有分校。其中位於喬治亞的便是宋家三姐妹的母校。這裏也是美國最大的保險公司StateFarm的總部。當時在這裏就讀的中國學生約二百多人，多數來自香港或臺灣。華人居住在這兒的為數不多，約有一百多個中國家庭，成員一半是大學教員，一半為公司白領。華人雖少，卻很齊心。華人聯會辦得頗具規模，該會的主旨是聯合當地華人，需要時為華人伸張正義。

1976年二月，經過一年的試用期後，尹浩鏐正式加入該醫生集團。

同年他被推選為華人聯會會長。華人聯會每月有一次例行聚會。有一天正開會時，突然從紐約來了個美麗的新會員，竟然也是廣州中山醫科大學畢業，算起來還是他的小學妹。她從中醫大畢業後到香港研究了二年，一個人跑到美國。開始在餐館打工賺學費，

攢夠後讀了大學，博士學位沒拿到，卻成為導師夫人。她家新近搬到尹浩鏐所在的小城，其夫在威斯利安學院教書，是經濟系主任。咋看，這位女士不像學者，倒像選美的中國小姐。攀談之下，發現她很有學問，頗有文學修養，和尹浩鏐很談得來，也成了他妻子莫玉貞的好友。

也是這一年。集團董事長退休，尹浩鏐當選為董事長，並兼任聖若瑟醫院放射學主任和保羅曼醫學中心核子醫學主任。

凡有人的地方，都會有矛盾，職場更非清靜之地。醫院裏勾心鬥角是是非非很複雜。在一個週五下午，離下班還有半小時。忙碌了一天，他正在辦公椅上養神，突然響起了電話鈴聲。隨之，骨科醫生鐘士氣呼呼的拿著幾張頸脊椎的照片給他，手指向第三頸椎凶巴巴問他：「這是什麼？」

「斷了，斷骨頭嵌進脊椎孔裏，很可能壓住甚至刺傷神經。」尹浩鏐平和的說。

「你看誰做的報告？」鐘士把一張X光片報告仍到他手上。他知道這是來告韓國容醫生狀的。奇怪的是此君向來不挑美國同事的錯，而是專挑少數民族醫生的刺。

他故作莫名其妙狀說：「報告是說有骨折啊，又是哪錯了？」

「不錯是說了骨折，但沒說斷骨突入到脊間孔裏。」鐘士理直氣壯。

「這是容醫生的錯，啊！這不是第一張照片。上一次的照片呢？」尹浩鏐問。

一般X光報告需要同上一次的照片比對，才知道病情發展狀況。

鐘士很不情願地從袋子裏抽出幾張上次的X光片，比較一番，看不出變化。

　　為尋究竟，尹浩鏐翻出以前的報告，那是美國醫生居里寫的。看到上面寫著「一切正常」幾個字，他簡直嚇傻了，居里竟然沒有看出這麼明顯的骨折！面對事實，鐘士卻仍堅持是容醫生的錯，說：「第一，他有兩套X光片容易看得更清楚些；第二，他既然看到了，就應該在報告中說沒有變化，這樣就可以減輕居里的責任，但他沒有做……」

　　尹浩鏐也認為容醫生有錯處，但錯不在沒為居里遮掩失誤，錯在他沒有拿前面的片子做「比較」。「比較」對病理的穩定非常重要，這是常識。他對鐘士說：「奇怪，你既然為容醫生沒有提到壓迫神經的可能性生氣，為什麼不生居里的氣呢。是居里先診斷有誤的。你作為病人的醫生，保護病人是你的責任，你責怪容醫生、甚至我，我不怪你。卻為何不能一視同仁！一方面你攻擊一個醫生沒盡責，另一方面你又要保護一個失誤的醫生。難道老兄用雙重標準？」

　　鐘士不耐煩地聽完他的話，悻悻離去。

　　星期一剛上班，尹浩鏐便被叫到院長辦公室。院長嚴肅地告訴他，收到鐘士醫生的信，說容醫生誤診，「你不但無意批評容醫生，還說他小題大做。他不能容忍你的作風，要求在下次醫生會上宣讀這封信。」尹浩鏐要求先看看該信，好做些準備。院長不肯說「這事要先在董事會通過，才宣讀。你是董事會成員，你們自己決定吧。」言外之意很明顯，不願讓尹浩鏐先知道信的內容。

　　尹浩鏐打電話給醫院的醫生董事局主席，他們達成共識，同意

把此事按下，不了了之。

不料全院醫生大會時，鐘士提出宣讀他的信，董事局主席說忘帶了時，院長卻說自己有一個副本，要求當眾宣讀。董事局主席無奈，只好照辦。

鐘士得意洋洋，一臉正氣凜然地讀道：「各位同仁，今天我向大家提出一個要求。就是我們要深刻檢討放射科的工作疏忽問題。如你們所知，容醫生工作馬虎，X光報告草率簡單。我的病人脊椎骨斷了，斷骨插進神經孔裏，病人的狀況很危險，可能會變得癱瘓。當我把這種情況告訴放射科主任，他竟然說我小題大作，企圖掩飾弊端。我這裏提出嚴重警告，假如他不願意正視錯誤，就應該辭職，讓有能力的人擔任。」

台下一片譁然，繼之一片沉默。董事局主席剛開口打破僵局，尹浩鏐立刻搶了話：「鐘士醫生說得有道理。既然我沒有能力，無法勝任X光主任，最好推選一位能者」，他眼光一掃，只見居里醫生面露得色，「我建議讓居里醫生代替我，立刻生效。」

董事局主席馬上接話，說：「這不合手續，這是應由董事局決定的事。」

在尹浩鏐的堅持下，董事局同意了他的提議。居里一上任，頭件事就是召開集團董事會議對容醫生大加撻伐。這傢伙不反省自己的錯，卻反口咬人。尹浩鏐忍無可忍，沖口而出：「我想誰對誰錯，每個人都心知肚明。批評別人時，最好先想想自己！」

「尹醫生，請你講明白些，不要含沙射影。」名叫羅斯的馬屁精對尹浩鏐怒目而視。

尹環顧左右，有一半人作瞌睡狀，明顯想置身事外。估量形

勢，如果堅持到底，自己和容醫生兩人，對羅斯和居里兩人，打個平手，而當那些真瞌睡和假瞌睡的睜開眼時，他們一定會倒向居里的。他只好嘆口氣，退而求其次，要求給容醫生一次改過的機會。

居里堅持己見，對容醫生不依不饒。必得容醫生立刻辭職走人，並帶著恐嚇性地說：「你這樣包庇他，有一天我們集團被弄垮了，你負得起這個責任嗎？」

尹回道：「我沒有這個能耐。不過，如果有一天，我們被人趕出醫院，最大的原因不是容醫生一個人的過失，而是大家都有責任。我們每個人都有錯的時候，如果對錯誤不是認真對待，而是互相推諉。一個醫生看另一個醫生不順眼、有成見，就叫他走人。我們誰也不是十全十美，你擠兌我，我擠兌你，還能搞好工作？搞不好工作，醫院還會再聘任我們！」

居里不理會尹浩鏐的話，要求投票表決。多數票，同意容醫生自動辭職。

可能是惡有惡報吧。不久居里手術，弄壞了一個病人的腎臟，被告上法庭。他自怨自艾，覺得自己很倒楣，用期待的眼神看著尹浩鏐，說：「聽說你有一位好朋友是這方面的權威，可否請他做我的權威證人，幫我脫離苦海。」

其實尹浩鏐早已為他打過電話，無奈對方工作繁忙，請不出假來。

居里最終僥倖過關，法院判決他不是故意害人，饒恕了他。這事發生在七十年代，如果放在今天，患者哪能善罷甘休。

集團的醫生日益增加，更多的人事糾葛也隨之而來。有的美國醫生認為中國人在集團裏的勢力太大，想把尹浩鏐也壓下來。但集

團中只有他擁有核子醫學專家文憑，表面不敢把他怎麼樣，背後卻做了不少功夫。在一次集團會上，一個美國醫生要求改選董事長。尹浩鏐想，自己是中國人，常明明暗暗地受美國醫生們的氣，他的白人助理，稍不如意，就不理會他的派遣，甚至不和他說話。窩囊氣受夠了，所以他也主張改選。在他同意之下，白人醫生居里當上集團董事長兼聖若瑟醫院放射學主任，他成為普通董事，專任聖若瑟醫院和保羅曼醫學中心核子醫學主任

開始新董事長對他還百依百順，十分尊重，後來對他漸漸輕慢起來。比如，以前董事會決定，按勞取酬，第一年下來發現尹浩鏐的分紅比他們多，很不開心，便逐漸改變分紅方式，不再按勞取酬。甚至想把他排斥出去。見大勢不妙，尹浩鏐從加州請了個有名的血管再造專家參加集團。這位王醫生是中國人，學問、人品和工作都很優秀，是集團缺少的人才。

孰料，竟因他引發一場喧然大波。

一個大雪紛飛的早晨，尹浩鏐正面對窗戶出神，秘書給他送來一杯濃香的咖啡。已經成習慣，他每天必須飲一杯咖啡驅趕睡意，以提起精神開始一天繁重的工作。剛剛離開座位，想去閱片格那裏檢查技術員剛放好的核磁共振照片，忽見居里進來，用他慣有的不可一世的口吻說；

「Raymond，你看王醫生做了什麼好事！」

「什麼好事，值得如此大驚小怪！」他沒抬頭，不緊不慢地問。

「剛才院長把我叫到辦公室，交給我這份東西，你看看。」居里氣呼呼的。

居里為人傲慢專橫，拉幫結派，得罪了不少同事，好幾位優秀的同事因不肖他的行為陸續離開。尹浩鏐要養妻養女，想定居，不想再搬遷，只好隱忍下來。

他看了居里給他的東西，原來是一個女技術員寫給院長的告狀信，告王醫生對她性侵犯。

我的天！尹浩鏐暗叫，這個女技術員不是王醫生的女友嗎！正常交往，什麼時候變成性侵犯了。日前，王醫生還告訴他，女技術員要求和他結婚，被他拒絕了。

尹浩鏐覺得這件事太不可思議了，便對居里說：「不應只聽一面之詞辭掉一個好醫生，應該調查清楚再說。」

居里說辭掉王醫生的事院長已經同意，尹浩鏐認為按程序需先徵求董事會的意見，只有董事會才有權利決定是否辭掉一個合夥人。

當時，除他之外，王醫生是他們這個開業集團公司唯一的華人醫生，業務能力強，深得同事尊重，但為人剛直，常不買居里的賬，為此兩人心存芥蒂。

經過尹浩鏐的堅持，董事會從晚上七點開到十點，最後還是決定讓王醫生自動辭職。

王醫生氣憤地說：「我決不能讓那些壞蛋得逞！」

事情還沒到絕路，尹浩鏐想先把事情弄清楚再說。第二天，他找到那個女技術員，問她：「為什麼寫信告王醫生性騷擾，你們本來不是很要好的朋友嗎？」不想，女技術員竟說告王醫生狀並不是她的主意，是有人寫好狀紙讓她簽名的。她也沒想到竟有如此後果。尹浩鏐說：「辭職事小，性侵犯可不是好玩的，萬一弄到法庭，他

可能會坐牢。你願意他坐牢嗎？」見女技術員搖頭表示否定，便動員她當晚從院長那裏取回了告狀信，並和王醫生在他家相聚。

在尹浩鏐家平和的氣氛下，女技術員說出了真相：有天晚上，她和王醫生兩人歡好後，她提出結婚要求，王醫生說不打算結婚。王醫生的態度大傷了她的心，一氣之下打電話給巴頓醫生的太太。巴頓太太說：「不能被一個中國人欺負，一定要討回公道。」

巴頓太太來自菲律賓，美而不慧，以為嫁了個白人醫生自己也變成白種人了，整天和居里太太混在一起搬弄是非，干預集團業務。巴頓太太把一封寫好的告王醫生的信拿給女技術員，花言巧語，連騙帶逼得到她的簽名後，立刻寄了出去。

聽了女技術員的話，尹浩鏐驚得瞠目結舌，人間竟然有如此歹毒的女人！

王醫生真誠地對女技術員說：「我可是真心愛你的，只不過想先把工作做好才慢慢成家罷了。」

雨過天晴，兩人和好如初。第二天，尹浩鏐找居里說，信已收回，董事會的決議該取消了吧。誰料，居里依然堅持，說什麼董事會取消決議需要下一次召開董事會商討。

王醫生料到了這個結局，不辭職，也不上班。巴頓推薦了一個新醫生頂替，沒有通過董事會。

王醫生咽不下這口窩囊氣，請了當地一位名律師，把居里、醫院、連同董事會一併告到了法院。

尹浩鏐問他：「用什麼理由告狀？」

「我的律師說，無故強逼我辭職就是歧視。」王醫生說。

「我看這理由不能成立。居里是霸道，但要你辭職卻是董事會

的決定。我知道這是私人恩怨，他也可以說是先由院方提出來的。我們和醫院雖只是合作性質，但也不能開罪醫院啊。這事也怪你做人不夠圓潤。當初居里是我請來的，現在他操縱了董事會，我們鬥不過他，還是好來好去吧。」尹浩鏐抱著息事寧人的態度勸說。

「我可不能背著性侵犯的罪名離開。其實，這分明是種族歧視！」

「你說種族歧視也好，個人成見也罷。得不到大多數人支持，董事會是無需有任何理由就可以讓你走路的。誰叫我們是少數民族呢！其實，他們白種人嘴裏不說，心裏總對我們有偏見。在這之前，也有一位華人醫生被莫名其妙逼走了。現在輪到你，說不定明天就是我了。天下大得很，此處不留爺，自有留爺處。何苦和他們糾纏下去呢。」尹浩鏐話語中帶著無可奈何。

王醫生毫無妥協之意：「今天不是十九世紀了，我們的祖先可以任人欺負。是他們理虧，我會讓他們吃不了兜著走的！」

官司越鬧越大，記者們興奮莫名，一段時間佔據了當地報紙的頭條新聞。王醫生說服了女技術員出庭作證。說她是被利用簽字，寫信非她本意，更不是什麼性侵犯。

陪審團終於裁定王醫生勝訴，醫院和集團在報上公開向他道歉，賠償他的精神損失，以及負責他的律師費和過堂費等等。

尹浩鏐轉達居里的話，歡迎王醫生留任。王說：「和這種人一起工作，我會覺得作踐自己。我早已決定去三藩市，那邊中國人多，還有一個好工作等著我。」

他帶著女技術員一同離開，去追逐加州燦爛的陽光。尹浩鏐羨慕地望著他們遠去的背影，莫名的惆悵湧上心頭。

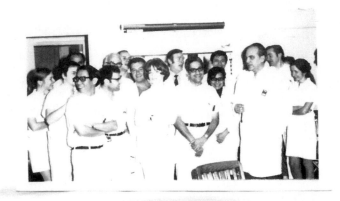

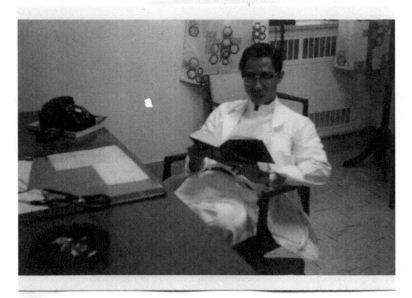

君子以自強不息

哈佛大學醫學院進修：上圖：前左1尹浩鏐，中麥考特教授（Dr.Theresa McCloud）下圖：攝于值班房

1978年，尹浩鏐被選為美國放射學會伊利諾州分會放射儀器審查委員會委員。1979年起，他又加了個新任務，擔任了美國放射學會伊利諾中部分會會議聯繫人，每年負責一次學術會議。當年底，在伊利諾大學教員評選時，他被選為放射科的優秀教員，接受學校表揚，被任命為代理主任，在主任缺位時負責行政。

　　為了不斷提高業務水準，尹浩鏐每年都會抽出二、三周到不同的大學進修。

　　他非常聰敏，記憶力超群，幾乎是過目不忘，所以學得比較快，別人半年要學的東西，他一個月就能搞定。他去哈佛大學醫學院進修神經放射學，遇到以前在麥基爾大學的學妹麥考特教授，她已是哈佛的胸腔放射學主任。故舊重逢非常愉快。神經科主任知道尹是麥教授的師兄，對尹非常敬重。

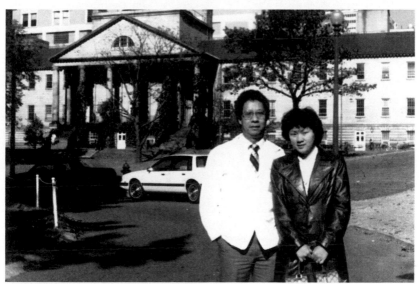

哈佛大學麻省總醫院門前與淑英合影

德州大學醫院創傷性放射學主任、著名放射科專家莊伯祥是尹浩鏐台大醫學院同班同學。莊主任是用肝動脈栓塞方法堵住肝癌的世界第一人，很多導管都用他的名字命名，幾乎所有的教科書都有他的參與。他對尹很欣賞。尹浩鏐很想把他拉入自己所在的醫生集團，因為他曾經表示過在大學教書有點厭倦，想出來開業，但最終放不下自己喜愛的工作，不甘於當普通的X光科醫生，回了臺灣。

　　尹浩鏐還曾到霍普金斯醫院跟著他心目中最崇拜的亨利·華納教授進修。這位教授曾破例特准他參加第一屆核醫專家考試，對他讚賞有加。稱他「後生可畏」。

　　他也曾受邀到加州大學醫學院進修心臟核子醫學。進修時碰到主任皮爾斯教授，皮教授不相信尹浩鏐會來，尊稱他是自己的前輩。皮爾斯教授看過尹浩鏐早年寫的論文。他謙虛地說：「此一時彼一時，我現在只是普通開業的醫師，你是名大學教授，我是來向你學習的。」

　　在同一學校，他進修了核磁共振。這是他畢業前沒學到。

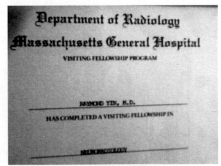

哈佛大學麻省總醫院進修証書

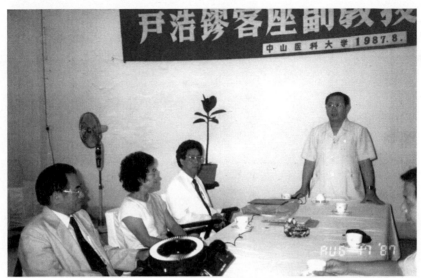

1987年第一次回國訪問母校，站立者為校長彭文偉。第二年升任客座教授。

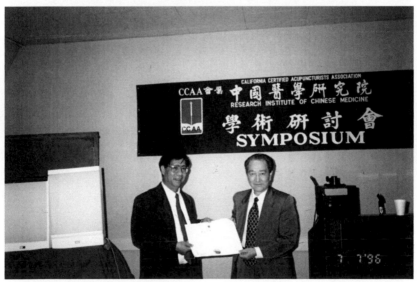

1996在中國醫學研究院演講

作為醫生，必須不斷到各地進修，才能趕上時代醫學發展，不然就要落後。

多年下來，尹浩鏐事業發展順利，經濟收入豐厚，更在房地產和股票方面做了不少投資。不待妻子開口，主動換了大房子，在高尚社區買地，按照歐洲，尤其是瑞士風格建造了寬大美麗的房屋。

他不想再跑來跑去，打算停下有點疲倦的腳步終老於普魯明頓。所以精心盡力不惜代價建造自己最後的家園，為此親自帶著妻女用了一個月的時間，到堪稱建築博物館的歐洲尋尋覓覓，凡喜歡的式樣，都認真拍了下來，當作建房參照。

建成的房子約有六百平米，房前有綠油油的草坪，遊廊下臺階旁給了杜鵑花和丁香花的築巢安居。房後闊大的園子裏環水池種植了梅樹、秋海棠、鬱金香等各類樹木花卉，將千嬌百媚的繽紛色彩灑遍滿園。

種植、施肥、除草、掃除落葉，鏟雪，莫玉貞有忙不完的勞作，春夏秋冬，汗滴花草下土，樂在其中。

在同一社區買地建房的，連他在內有三家都畢業自台大醫學院。他們由同學成為好鄰居。其中，一位張姓是內科心臟科醫生，一位林姓為婦產科醫生，兩人都是臺灣人，在台大比他低一班。社區還居住著從港臺來的十多位教授，都畢業於美國名校。

吾榮閱團 1979年建成 四月之時入

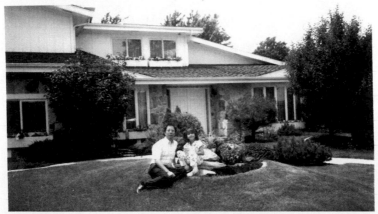

第一次自建住房

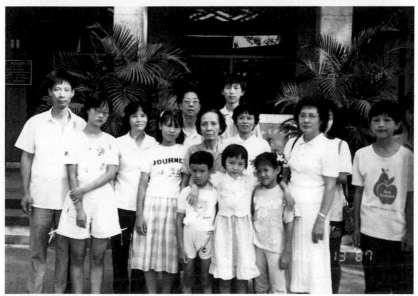

1987年回家團聚　二排中立者是母親劉麗璋，前右1玉貞、右2邦蕊，後排左1
浩鏐

三、少小離家老大歸

上世紀七十年代末八十年代初，中國大陸改革開放，門戶不再嚴鎖死封。1980年，尹浩鏐的二女兒出生，他母親長途跋涉到了美國。當時母親已經退休定居東莞老家，能和分別近二十幾年的長子相聚，看到兩個可愛的孫女，其心情可想而知。尹浩鏐本想讓母親移民常住，晚年享享清福，無奈母親和妻子相處不睦。莫玉貞不讓婆婆進廚房，拒絕婆婆幫助照顧孩子。生活習慣差別大是一方面原因，也是出於好心，莫玉貞覺得婆婆一輩子不容易，不想讓她晚年還為兒子家辛勤操勞。但她性子急，大小姐脾氣，好話說出來不好聽，婆媳倆常生誤會。

他心疼母親，不滿妻子，午夜夢回不由想起劉笑華的賢良，如果娶妻劉笑華，婆媳倆定然融融和樂。母親也不經意間在莫玉貞面前流露出喜歡劉笑華，越發引得妻子不滿，並生出對劉笑華的反感。

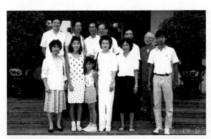

1987第一次返國與玉貞家人合影；前排右3至右5，玉貞、邦蕊、邦媛，後排左2浩鏐，右1岳父莫椿齡醫生

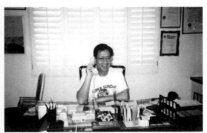

1982年在家中書房

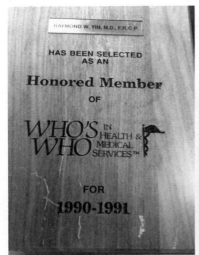

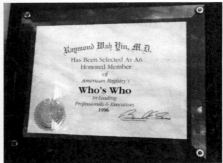

世界醫學名人錄名譽會員証書　　美國醫學名人錄名譽會員証書

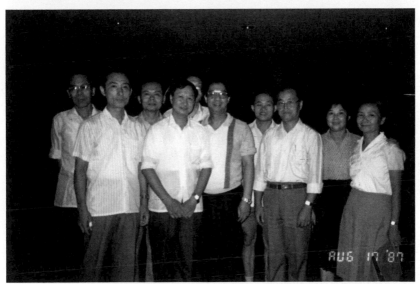

1987年回母校中山醫科大學與同班同學合影　左4為眼科醫院院長陳家旗

住了兩個月，母親不顧挽留執意啟程回國。臨行前，母親叮囑兒子說：「不要怪玉貞，我們生活習慣差別大，再說也許是我老了，不免有老人的毛病。看到你們很好，我就心安了。只希望你們一輩子和和睦睦，生活安定。我走了以後，你們要好好過日子，不要經常吵架。」

　　看著白髮蒼蒼的母親，佝僂著身軀一步步邁入登機閘口，不捨之情，令他心傷不已。那一刻，他心裏發願一定常回國看望母親，看望久違的家園，並為外婆和姨婆掃墓。

　　中國大陸改革開放後，海外歸人不但不再受敵視，反而成為座上尊貴賓客，尤其像他這樣事業有成者。

　　尹浩鏐迫切地想回家看看，夜來無事，看著熟睡的寶貝女兒，一首詩驀然湧上心頭：

　　　萬里飄蓬一夢歸，欲尋陳跡物以稀。
　　　故鄉風物應猶在，莫教心願與身違。

　　他第一次回國，先到了香港。

　　當年如果不是有舅舅一家和姨媽的關照，哪能在香港落腳，哪有他的今天。滴水之恩，湧泉相報，他對舅舅一家和姨媽念念不忘銘刻于心。親人們終於久別相聚，不免悲欣交集。他的表弟劉柱柏四十出頭，已經成為港督醫生，是香港大學醫學院第一個心臟科中國教授。表弟的突出成績，更為這次重逢平添了許多歡樂。

　　離開香港他直奔東莞，見到母親，弟妹和其他親戚，並為外婆和姨婆掃了墓，一了耿耿心願。

他還到讀書的東莞中學，嬉鬧的孩子們驚奇地盯著這個陌生外來人，仍在校的幾位當年老師，皆白髮蒼蒼。物是人非，他百感交集，想不到賀知章的詩竟應了自己眼前的光景：

少小離家老大回，鄉音無改鬢毛衰，
兒童相見不相識，笑問客從何處來。

他的歸來，最高興的當然是母親。母子倆在飯後品茶話家常，是他歸家後一天中最愜意最快樂的時光。

母親感慨地說：「如果你外婆和姨婆還在，親眼看到你有這麼一天該多好。」

母親一再鼓勵他：「無論在國外有多成功，有多風光，都不要忘了你的根在這裏，不要忘了你是黃皮膚的炎黃子孫。只要有機會，就要多想辦法為國家出點力，做點事，知道嗎？以前我很少提，怕給你壓力，你現在學成了⋯⋯」

母親話外的心思是希望他留下來。他明白。答應母親以後一定會經常回來。

尹浩鏐沒有食言，第一次探親後，差不多每年回國一次。經麻省大學一位教授搭橋，1987年九月開始在國內講學。母校中山醫學院已更名為中山醫科大學，張開雙臂熱情迎接了這個海外歸來的校友。接過彭文偉校長親手遞給政府為他平反右派的證書，他忍不住熱淚滿臉，心濤滾滾，前塵往事如潮湧來。

人事滄桑，昔日的師友多已凋零。當年對他寬容、關懷備至的學院黨委第一書記劉志明已在文革中被鬥死。他在加拿大的時候，

接到香港一個同學的信，得知了劉書記遭難那天，難過得一口飯也吃不下去。晚上做了個夢，夢見回到學院裏，正要上樓拜訪劉書記，卻見他從樓梯走下來，蒼白的臉滿面愁容，看到尹浩鏐，立刻顫抖著聲音說：「你發瘋了，趕快走呀！離開這裏，不然就來不及了！」劉書記一面說，一面用無力的手把他一推，未及防，跌下了樓梯。他驚醒時正躺在實習醫生的床上，摸摸額前，冷汗津津，頓時涕淚橫流不能自已。

那晚，他再也沒有合眼，「閑坐悲君亦自悲」、「他生緣會更難期」、「惟將終夜長開眼」，元積悼亡詩中的這幾句，縈繞在他腦海揮之不去。

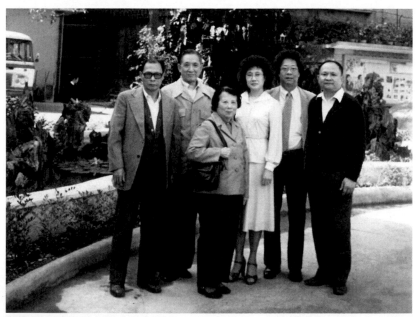

與中山二院領導合影，從左到右，繆鎮潮院長、鄭惠園教授、鄭夫人、莫玉貞、尹浩鏐、鄺健全教授

甚喜恩師陳國楨教授還健在，清音如昔，乍一相逢，恍如隔世。學校設宴招待，特別安排陳教授坐他身旁。

　　當年，陳教授知道他在圖書館苦讀外文，便委託他幫助查些外文資料。他答應了，卻未能及時完成。他把自己給儲安平寫信的事告訴陳教授，並說學校已經把他劃成內定右派，正等著處分，所以沒法完成任務了，辜負了老師的期望。

　　陳教授聽後一臉惘然，沉默了一陣後，幽幽地說：「你哪裏是什麼右派，19歲，還是個不懂事的孩子罷了……可是，可是，事已如此，你也不要太難過。我相信，天無絕人之路。」

　　委屈，抑或感動，尹浩鏐流出了熱淚，淚眼中看到陳老師一臉的愛憐和悽愴，這情景令他震撼、一輩子難忘。陳教授是名滿海內外的消化道權威，一級教授，自己只不過是個大二的學生，居然得到他的格外青睞和器重，時時私下得其悉心栽培。背負家庭的重擔和恩師的期望，卻在反右高潮時，沒頭沒腦寫信給什麼儲安平。真該一頭撞死。

　　陳教授緊緊握著他的手，意味深長地說：「好孩子，不要難過，要珍惜自己。今天你從這裏倒下去，明天你要從這裏站起來！」

　　擔心連累陳教授，他沒敢把和陳教授的交往告訴任何人。陳教授風華正茂，四十出頭，本指望畢業後當他的助教，跟隨他一輩子，自己卻把自己毀了。幸虧，天無絕人之路，他居然沒有受到太大懲罰，校黨委網開一面，輕判他留校改造。他把這個好消息偷偷告訴陳教授，繼續並提早完成了他交辦的查資料任務。

　　1961年畢業前夕他摘掉了右派帽子，臨赴石嘴山就職前帶著當時的女友劉笑華向陳教授辭行。

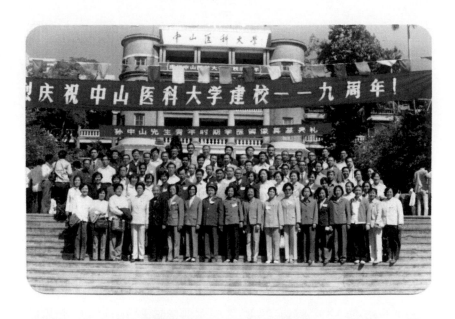

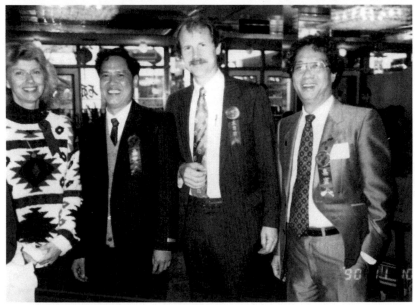

回母校參加校慶並講課

陳教授說：「我真高興，自己沒看錯人，你真是個勇敢的孩子，學會了從恥辱中抬起頭來。」說著意味深長地看著劉笑華，「想來是你幫他度過這個難關的吧。」

劉笑華急忙回應：「我哪有這麼大本事，他才不聽我的呢，他只記得您的一句話。」

「哦？什麼話，這麼厲害？」陳教授好奇地幽默反問。劉笑華說：「他告訴我，是您的一句話給了他精神支柱，那就是『你今天在這裏倒下去，明天在這裏站起來！』」

陳教授莞爾。送給尹浩鏐一本原版《西塞爾內科學》，並說：「把這本舊書送給你吧，它伴隨了我許多年，其中不少資料已經過期，你就當成紀念品吧。」

這本書隨他跋涉到了寧夏，每當在昏暗的燈光下打開它時，陳教授俊朗的身影親切的面容立刻浮現在他眼前。

後來他因病返回廣州，第一件事就是拜訪恩師，陳教授希望留他做助手，盡心盡力爭取了一番，終難如心願。他不久便奔港赴台，師生天涯相隔音訊渺然。這次能在劫後重逢，他和陳教授都喜出望外。

陳教授看著他的夫人莫玉貞欲言又止。他明白，陳教授該是奇怪他身旁的妻子為何不是劉笑華？他擔心莫玉貞不快，沒敢把陳教授的疑惑相告。

母校聘他為客座副教授、教授，回報母校的愛護，他牽線搭橋並促進，將中山醫科大學和南伊利諾大學醫學（Southern Illinois University Medical School）結為姐妹學校，每年輪流互訪做學術交流。

有一年，中山醫科大學由彭文偉校長帶領，訪問南伊大春田（Sprinfield）的紀念醫院（Memorial Hospital）。彭校長作了一個關於肝病的學術演講，他的演講內容新穎充實，英語優美純正，令美國人讚歎不已。彭校長早年畢業于華西醫科大學，同年獲美國紐約州大學授予的醫學博士學位。1978年起為中山醫科大學傳染病學教授，後來擔任校長、中華醫學會副會長、世界衛生組織傳染學顧問等等。也是美國醫學雜誌（中文）編委。1980年、1988年分別受聘為英國倫敦大學皇家進修醫學院和美國南伊利諾大學醫學院客座教授等職。

這次演講會，主講者兩校雙方各出五人，尹浩鏐亦在會上作了核子臟醫學報告。整場演講比較，彭文偉校長得到最好評價。

帶著或隨同美國的醫學專家隊回國訪問交流成了尹浩鏐的常事，行程從南到北，他同國內不少名醫有過交結。令他遺憾的是，每次來去匆匆，沒有時間遊覽祖國的大好河山。

同時，他自己，或由他的秘書，每月堅持將八種美國出版的最新醫學雜誌，寄贈中山醫科大學圖書館，直到1996年他離開普魯明頓才終止。

順便提一下尹浩鏐的家庭成員狀況。

尹浩鏐是家裏的長子，母親之外，弟妹們都是他回國後十分關心的親人。所幸他們都有了各自的生活。他的大弟在北京畢業後分配到四川，在都江堰當了總工程師。大弟有兩個女兒，大女兒工廠做工，二女兒申請了留美獎學金。他也申請大弟到美國，美國批准了，但工作單位需要，不肯放行，大弟很愛國沒有執意離開，仍留在國內。大弟的二女兒夫妻到紐約讀書，畢業後在華爾街證

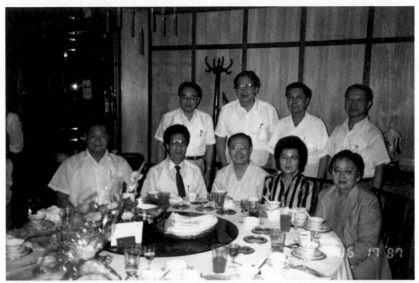

中山醫科大學領導設宴招待　中為彭文偉校長

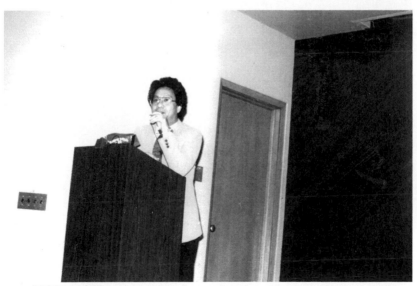

1987年南伊大演講

券公司工作。妹夫讀完學位，參加了美國最大的律師集團，十分優秀。

二弟在他到香港不久也到了香港，跟著舅舅做生意。舅舅退下來後把位置讓給他，由他主持，1997年移民新加坡，生活美滿。小弟留在東莞。原本全家移民到了美國，孩子在美國念書。後來，他全家又搬回了東莞。兩個妹妹都到了美國。大妹有兩個孩子，大的大學畢業代表美國公司在北京工作。老二在芝加哥，工作優秀。三妹移民休士頓，夫妻在餐館工作，準備退休後回南京。小妹不喜歡美國，到了美國後，搬回中國老家做小生意。

弟妹們及其後代，顯然或多或少受到過大哥的關照，應該說作為長子，尹浩鏐對得起全家。

尹浩鏐和莫玉貞有兩個女兒，大女是律師，夫婿是美國白人，也是律師。二女兒在伊利諾大學畢業後再留學法國，專攻法國文學，現在芝加哥開了一問時裝店，自任時裝設計。丈夫也是美國白人，任職銀行經理。

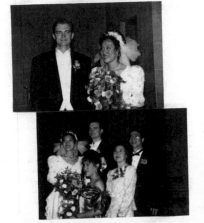

1993年，我們的大女兒在伊州結婚。
他太是同學，亦同是律師，在伊州工作

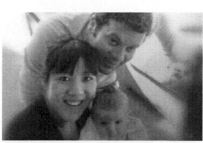

邦蕊全家福

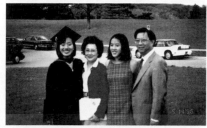

1996邦媛法學院畢業

1993年邦媛結婚，夫婦均為律師，邦蕊作伴娘

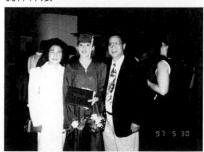

1997年邦蕊高中畢業

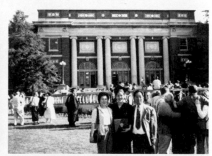

2001邦蕊伊大畢業

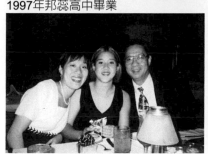

2010年與邦媛邦蕊合照

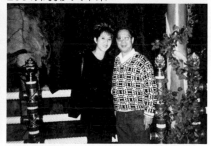

邦蕊來訪

第四章　**賭城安居開新篇**

一、遇淑英巧結新緣

尹浩鏐天性活潑開朗，率真浪漫，情感路上一路花花草草，生命中有三個最重要的女人。

第一個女人，當屬開篇濃墨重彩過的劉笑華。少男少女，情竇初開，一見鍾情，海誓山盟、愛得情真意切，愛得瘋狂忘我，愛得要死要活，但終究翻越不過一道血緣的天塹鴻溝，悲莫悲兮生別離，空留下永生之憾。

少女劉笑華是尹浩鏐青少年時代的一彎溫柔皎潔亮麗的明月，帶給他對生活的無限美好憧憬。在他當右派時，劉笑華不離不棄，專心用情，是幫助他度過暗淡歲月的光明燈塔和堅強支柱。

少年情懷，患難相隨，他和她雖然被迫無奈分手，她卻深深潛進了他的生命底層，會不時閃現，可謂「陰魂不散」。

劉笑華的一頁是在尹浩鏐從寧夏病回廣州後逐漸翻過去的，阿姨和侄子的同血緣戀情無論如何過不了他母親這關。美麗的女孩莫玉貞適時出現，引開了尹浩鏐對劉笑華的專注目光。

莫玉貞和他一同偷逃香港，投奔臺灣，共同經歷了心驚膽戰艱難困苦。

尹浩鏐的大陸文憑不被香港承認，謀生無門。這時莫玉貞毅然放棄了嫁入豪門的安逸舒適前程，同尹浩鏐共進退，患難見真情，兩人終於在尹浩鏐畢業後於臺北成婚。

獨在異鄉成異客。是莫玉貞同他攜手度過他鄉孤獨的窮愁歲月，支持鼓勵他在陌生的異鄉他國實現了自己的醫生夢。

生活安定，收入豐厚，事業有成，日子過好了，尹浩鏐時或與周遭的女性發生些小浪漫，引起妻子的不滿和口角。每當與莫玉貞發生不快，他便想起逃港被她遺棄的一幕，流露出難忘溫婉的劉笑華。在美國莫玉貞和婆婆相處不協調，回東莞探親，莫玉貞對婆婆非常不敬，言語上讓尹浩鏐家人難過。小磨擦累積多了，夫妻關係日漸淡漠，莫玉貞心情不暢，脾氣漸漸變壞，夫妻之間的爭吵成家常便飯。

　　日子似乎就如此這般過下去了，世上有多少家庭能做到全無矛盾。然而……

　　這「然而」後面的起承轉合，需從1980年底尹浩鏐去拉斯維加斯開會說起。

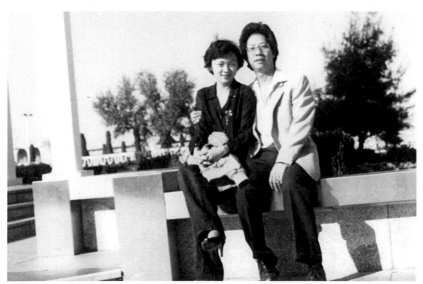

1980年初識淑英

流光溢彩的拉斯維加斯，在100年前還僅僅是內華達州路上的一片綠洲，是為從新墨西哥州穿越沙漠前往洛杉磯的遊客們提供的一個落腳地。1904年，這裏通了火車，酒吧和公寓隨之雨後春筍般地出現。20世紀30年代，賭博合法化的法令一出，幾乎一夜之間，這個戈壁沙漠上不起眼的小鎮，便成為位列世界四大賭城之首，同時也是世界最豪華的酒店之都。

　　尹浩鏐已經不是第一次到這裏遊樂，可算熟門熟路。1980年底的一次會議結束在星期六，當晚他同幾位朋友到米高梅酒店內的一個中餐廳用餐。一位二十來歲的女服務員，讓他眼前一亮：這女孩簡直就是年輕劉笑華的翻版，瓜子臉，一雙會說話的丹鳳眼，親切溫柔的一顰一笑，令他熟悉而驚詫。

　　攀談之下，知道她在本地大學念書，晚上在這家餐廳打工掙學費。還知道她來自越南，不過聽她講英語還是說漢語全無越南口音。他牢牢記住了她的名字——黃淑英。

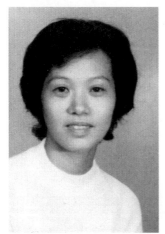

中年劉笑華

自此，尹浩鏐的心情再也無法平靜，往昔同劉笑華在一起的日子電視劇一般在他腦際一幕幕反覆展演。夜深人靜時，想起從前在外婆家常踮起腳尖悄悄進入劉笑華的房間，趁著從窗櫺透進的一絲亮光，偷偷看她熟睡時美如秋海棠般的面容，有時她故作酣睡誘他偷吻，裝作驚醒嗔他輕狂。他笑眯眯地拉她起床欣賞夜景……

　　每念及此，他痛心不已，不由暗暗歎息：笑華，見不到你，如今卻看到你的影子。造化弄人，這個聰明伶俐的黃淑英難道是你的化身！

　　想著想著，難以成寐，竟身不由己直奔黃淑英服務的餐廳。正好餐廳打烊，黃淑英微笑說：「大醫生，打烊了，來不及宵夜了。」他正不知如何是好，靈機一動請她幫忙找個宵夜的地方，並說請她共餐。

　　黃淑英推託了，說自己十個小時沒吃東西，肚子餓得咕咕叫，要趕緊回家，母親已經做好了飯等她。

　　尹浩鏐乘興而來，哪肯就此甘休，找出肚子餓無法入睡，別的餐館也同樣打烊等理由，想方設法粘著黃淑英。她被他纏得哭笑不得，答應帶他回自己家吃飯。大半夜到生人家用餐，死皮賴臉的他有些猶豫。黃淑英卻大方地說，她母親喜歡女兒有個當醫生的朋友。猶豫再三，他還是硬著頭皮隨之車行約半小時到了黃淑英的家。

　　黃母對他很熱情，沒見怪他的唐突。

　　飯罷閒談，得知黃淑英一家的遭遇十分淒苦。

　　黃淑英的父親年輕時從中國大陸到越南謀生，初期打工，後來自己做制鞋生意。他誠實苦幹，信用很好，制鞋業不斷發展壯大，

鞋子不但在越南國內暢銷，還遠銷東南亞各地，成為西貢制鞋業的翹楚，被選為工商會主席，做善事辦了許多學校。他有三房妻室，黃淑英的母親是最小的那個。黃淑英聰明好學，中小學都考第一，能歌善舞，在十幾個兄姐中，她最受父親疼愛。

孰料風雲變幻，1975年4月30日中午剛過，一面越共的旗幟在西貢總統府高高升起，僅僅當了九天總統的阮文明無條件向越共投降，西貢也很快被更名為胡志明市。駐紮西貢二十年的美國軍隊急忙撤退，無法登上美國直升飛機的數千名南越士兵請求渡船把他們運出去，但許多人未能如願，他們已經被包圍，一切與外界的聯繫均被切斷。當時約有一千個美國人和被認為處境危險的五千多南越人被空運到南中國海的航空母艦上。許多人從家鄉乘小船逃離這個國家。

當年國務卿基辛格估計，七萬南越人最終會在美國定居。

這七萬數字之內，就有黃淑英一家人。

越共佔領西貢後，黃淑英父親苦心經營的家族企業慘遭毀滅。父親重病，醫生們都逃跑了，無法及時醫治，最終懸著擔憂家人命運的一顆心撒手人寰，留下一門孤寡。

父親臨終前拉著妻女的手，囑咐黃淑英長大後無論如何要當醫生，自己當不成，也要找個當醫生的女婿。那年黃淑英十五歲。父親去世後，她曾偷偷跑到父親墳前發誓，一定好好讀書，將來當醫生。

兵荒馬亂中，黃淑英一家被迫四處逃散。大房和二房的人有些留越南，有些到了美國，還有去了法國的。三房的母親和自己的兒女們最終定居在美國。當時越共政府允許富人們用金子和美鈔做買

路錢，只要交出一定數量的黃金美鈔，就放行逃亡國外。聰明的黃淑英巧想出把黃金編織在手提包的帶子裏的辦法躲過檢查，帶出了一些供家人活命的黃金。

她和弟弟被帶上大船，關進船艙後，再也沒有出來，一直隨船在大海中漂蕩。陰暗狹窄的船艙藏了三十多人，每個人僅有一個躺下的位置，兩姐弟被擠在最偏最低矮的角落裏，幾乎不能站身起來。開始，還有人會按時送吃的進來，把馬桶倒出去，大約十天后，送飯越來越不及時，量也越來越少，船艙裏的人開始煩躁不安。接著，船就不停地劇烈搖晃，說是遇上大風暴。人們開始嘔吐，不少人連黃膽水也吐出來了，船依然像一片飄零的葉子，隨時都會翻沉或被巨浪吞沒。

兩姐弟也不停地吐，弟弟還不停地哭，一直嚷著要媽媽，姐姐抱著弟弟好言安慰。其實，她心中也不停地呼喊著媽媽。昏暗中，什麼也看不清，周圍的人都在不停嘔吐、哭鬧，沒有人相信他們還能活著走出船艙。大風暴持續了多長時間沒人知道，只是船艙裏的人再也沒有力氣哭鬧了，任憑風暴襲擊，任憑命運擺弄，靜靜地等待著死亡。有幾次她暈過去醒來，以為自己已經是在地獄。

大風暴終於平靜，卻遇上了一批肆意妄為的海盜，把船搶劫一空。幸好海盜們看這破船沒有什麼值錢的東西，不及細查便離去，黃淑英姐弟躲在密封的船底小艙得以逃過劫難。

不知多久，船艙門突然被打開，刺眼的陽光讓人睜不開眼睛，大家茫然地看著，沒有任何反應，直到上面有人喊：吉隆坡到了，你們出來吧！

許久，船艙裏的人才明白過來。有一個人開始狂喊：到了，我

們到了！接著，兩個，三個……大家驚喜若狂，為劫後餘生大聲哭泣，爭先恐後爬出船艙。她和弟弟出船艙後，在岸上見到已經先去美國、專程趕來接的親人。在驚濤怒海中漂泊了一個多月的日子終於結束。

到美國後，黃淑英先投奔了在猶他洲的姐姐，學打針當助手，從飯來張口衣來伸手的小姐變成靠自己生活的人。她沒有怨言，埋頭苦幹，每天走路上下班。後來她跟著姐姐和母親到了拉斯維加斯，讀大學學酒店管理。

他唏噓嘆息著，聽黃淑英母親絮絮說完她一家的故事後夜已深，他半推半就答應了主人家的提議到客房小憩。他靜靜躺了下來後，才感覺到了疲倦，一合眼，黃淑英美麗清純的身影在他腦子裏晃呀晃的，恍惚回到初識劉笑華時的情景：說不出的驚喜，道不盡的愉悅。又突然清醒，這個女孩不是劉笑華，不屬於自己，當然劉笑華最終也作了他人婦。或許正因為有此憾恨，見了相似的黃淑英才讓他十分糾結動心。而且明顯看得出，黃淑英和她母親都對他頗有好感。

思緒紛亂，竟忘記身在何處，醒來已是第二天清晨。他已經打定主意，把這次相識珍藏在記憶，今後不再見黃淑英，免得涉足太深給彼此和自己家庭造成傷害。黃淑英駕車送他回到旅館，他同她握手道別，揮揮手，眼睛裏卻沉默著徐志摩的名詩：

> 我是天空裏一片雲
> 偶爾投影在你的波心
> 你不必訝異

更無需歡喜
在轉瞬間消失了蹤影

二、歎無常婚姻亮燈

　　會議結束，他回到家繼續自己的行醫和家庭生活。自二女兒淑蕊出生後，他和妻子的感情順暢穩定。每逢週末，全家野餐，或者開車到香檳城探望在伊大讀書的大女兒淑媛，同享家庭團聚的溫馨。妻子偶爾發脾氣，他不回應，隱忍了下來。如此這般，家庭相安無戰事直到南伊大學和中山醫科大學在廣州聯合舉辦醫學會議那年。

　　那一次，會議安排他作一篇關於美國放射學情況的專題報告。適逢他母親七十歲大壽，會一開完他便趕回家探母。長居美國的大妹、香港的二弟及分散國內各地的弟妹們都專程回來為母祝壽。這次相聚，為生活瑣事，他妻子不懂忍讓和婆婆發生了爭吵，一家人不得安寧。看到兒女簇擁祝大壽、本該笑不攏嘴的母親被自己妻子氣得直流眼淚，且忍痛說希望他今後不要再回這個家。忍無可忍的尹浩鏐和妻子大吵。

　　從小失去父親，母親是他全部的愛和依靠，傷了母親的心比痛打他一頓還讓他傷心難過。回到美國的家後，他氣猶未消，從家裏收拾了幾件換洗衣服出門乘著送他們回來的計程車揚長而去。告訴詢問的妻子說去散散心。

　　計程車司機也問他要去哪裏，他說就去機場吧。其實當時他並沒想好自己的目的地。司機看他的神色，得知他只是想出去玩玩，便建議他去拉斯維加斯。

　　司機的建議讓他有了方向，那個埋藏在腦海裏的倩影立刻冒了出來。或者，此去可以順道看看她。他有了主意，心也安定了下來。

起飛時想見黃淑英的模糊念頭到飛機在燈紅酒綠的不夜城拉斯維加斯的機場落定時，他的想法堅定並急切起來。

　　他想向這個嬌俏的小姑娘傾訴自己內心的鬱結，他相信她是一朵如劉笑華般善良的解語花，能幫他化解自己和妻子的矛盾。

　　在MGM旅館放下行裝，簡單梳洗了一下，就下樓直奔黃淑英工作的餐館。令他意外且失望的是，黃淑英已然辭去了這裏的工作。

　　他悵然地離開餐館，從廣州乘飛機回美國，再立刻轉道拉斯維加斯，已經二十多小時沒休息了，卻不想回旅館。他站在人來人往叮叮咚咚嘈雜的老虎機堆裏想來想去，決定在賭場試試手氣。

　　隨便找了一家二十一點賭桌坐下，打開皮夾拿錢時，突然想到黃淑英曾把她的電話號碼寫在一張紙上，他隨手放入皮夾。他興奮地把皮夾裏裏外外逐層翻檢了一遍，紙條卻渺無蹤影。看來這是天意，他想，不見也好，見了又將如何。向比自己年輕許多的女孩訴苦？絕非大丈夫所為。

　　有個聲音催促他：「先生，請問你要多少籌碼？」是發牌小姐在問。恍惚惆悵中，他把一疊鈔票全放在桌上。

　　平素專注於讀書做學問，他從不賭博，偶爾和朋友到賭場也只為看表演嘗美食，湊興小賭試試手氣，像這次掏出全身所帶的錢還是第一次。他被自己嚇懵了。

　　用幾百元買了一注，手氣不佳，贏少輸多，不到一個小時，手上的錢僅剩兩千多。他問侍應生要了一瓶又一瓶啤酒，直喝的有了七八分酒意，酒壯人膽，一下子將所剩籌碼全部押上。

　　正在輸輸贏贏的糾纏，身旁突然出現了黃淑英。原來餐館老闆電話告訴她有個陌生男人找，聽老闆關於那人的形象介紹，她知道

是他來了，所以尋到了賭桌前。

醉眼模糊中，哇！笑華怎麼來了？他定睛一看，大喜過望。眼前正是踏破鐵蹄無覓處的黃淑英。

黃淑英回答了他她如何找到他的疑問，見他尚帶酒意，把他帶進一家日本餐廳，說吃碗熱湯麵可以解酒。他順從地就著啤酒吃熱面，陪在身邊的黃淑英從他手中奪過酒瓶將酒倒進自己的杯子，兩人你一杯我一杯地對飲起來。

二人邊喝邊東拉西扯。他告訴她行醫中的苦樂。她也興致很高地描述了自己聽來的賭場的趣聞。

黃淑英告訴他：賭城客人千奇百怪，什麼樣的人都有。聽說有一個來自香港的大賭客，迷信風水，進百家樂貴賓室以前，把八卦羅盤照來照去，找定了一個地方，認定那個地方能給他帶來好運。恰巧那地方已有一個美國人坐著，他寧願出高價讓那人換個位置，那人不願意換，相持了許久。

21點貴賓房來了一個喜歡吃鹹魚臭豆腐之類食物的大戶，特別關照賭場經理給他準備，就地用餐。他是大賭客大客戶，賭場不願意得罪財神爺，弄得整個貴賓房臭氣熏天。許多客人掩鼻投訴。

有一個中國客人從機場打來電話，氣急敗壞地叫著：快快快，快到機場的垃圾箱裏撿回我的手提箱，裏面裝有二百萬咧！接電話的賭場經理一頭霧水，動問之下才弄明白。原來這個人在百樂門贏了二百萬，賭場建議給他開張支票，他說他不相信支票，要拿現款。他把二百萬現金放在手提箱裏，準備坐飛機回家。當他在機場排隊進檢查站的時候，看見前面有一個人被檢查員在皮箱裏找出十幾萬的現款，被帶到檢查房審問，不但錢沒收，還被戴上手扣，被

處以非法攜帶大量現款出境的罪名。他知道闖了禍，登時手腳發軟，心裏發毛，暗叫好險！便離開仃列，將裝錢的皮箱放在一個角落的垃圾箱裏。安然過關後，立即打電話通知賭場，把手提箱找回來，自己搭乘飛機先走，回中國等錢的消息。

聽著黃淑英的趣聞，看著她年輕俊俏微微塗上酒色的臉，他不知不覺灌進一杯又一杯的酒。黃淑英也忘情地喝了不少。兩人離開餐廳，一陣反胃，他把剛才吃進去的全吐了出來，渾身髒兮兮的。黃淑英只好扶他回到酒店，放洗澡水讓他清理好自己。

夜已深，黃淑英正同母親鬧別扭，太晚了且帶著酒意回家又怕挨罵。只好和衣躺在尹浩鏐身邊。初時兩人還說說笑笑。他給她講了自己和劉笑華和莫玉貞的故事，說著說著，竟不知不覺睡去。第二天早晨睜眼，黃淑英竟然在他懷裏。

他愣怔了一會兒，明白自己做了不該做的事。黃淑英還是個二十歲的黃花女兒，他的年齡都可以當他父親了。這個錯誤，豈是一句對不起可以了得。正不知如何開口。只見黃淑英望著他，神情漠然，竟然說：「不用向我道歉，昨晚的事我也有責任。」

一時冷場，他不知自己該說什麼。不諱言，他喜歡黃淑英，覺得這個女孩不僅貌似劉笑華，而且無比乖巧，善解人意，很樂於同她交往，但並沒想過要發展成這種關係。既然已經超越了一般朋友，他認為自己對她有了責任。

他說：「給我幾天時間讓我好好想想，答應我，在未找到妥善方法前，有什麼事要同我商量。不要自己亂出主意。」

同時，他心中暗禱：老天爺，千萬保佑讓她別懷孕啊！

在返程飛機上，望著艙外的白雲天馬行空，任情遨遊，不由浮

想聯翩思潮起伏。國內求學時頭上壓了一頂右派政治帽子，到臺灣反被誣為共產黨特務，慶幸老天終究待他不薄，全都化險為夷。如今在美國擁有一份優秀的職業、豐厚的收入，擁有同自己共甘苦的妻子、兩個可愛的女兒和一座漂亮的大房子，卻偏偏在這時，原本美滿的婚姻發生了裂變。往日大方活潑可愛的妻子變得尖酸刻薄，夫妻間的柔情蜜意逐日銳減，而爭吵謾罵冷戰成為家常。這該是誰的錯？想到這裏，黃淑英嬌俏的身影突然出現在他腦海，一股暖意、幾分惆悵，他和她已經有了親密關係，再不能以「朋友」視之。該怎麼辦……

一則以喜，一則以憂，他回到家，兩個可愛女兒的熱情歡迎，妻子報之以冷嘲熱諷。夫妻大吵起來，相互埋怨，相互指責。彼此不斷翻舊帳。往日在異鄉他國相互扶持，甘苦與共，恩恩愛愛的好時光全拋到九霄雲外，想到的全是彼此的諸般可惡「罪狀」。

什麼羅湖拋棄，對婆家人不敬，任性驕縱；什麼風流韻事不斷，為夫不忠等等。相罵無好言，彼此極盡傷害對方之能事。其實，他心裏也明白，妻子脾氣變壞與自己的行為有關。而她的壞脾氣，也將他推得越來越遠，直至深淵。

他對劉笑華始終沒有忘懷，心情煩悶時常想如果當初是和劉笑華結婚，夫妻關係斷然走不到這一步。劉笑華已然結婚為人妻人母，他縱然千萬般想和她傾吐心懷，也不便常去電話騷擾她的平靜。

何人解憂，他覺得惟有外貌酷似劉笑華、個性可愛、嬌俏靈動的黃淑英。他又飛到了拉斯維加斯。

一兩個月不見，年紀輕輕的黃淑英已經由學生身份變成了一間

越南餐館的女老闆。在他眼裏，黃淑英是劉笑華和莫玉貞的結合體。情人眼裏出西施，黃淑英無比完美。

黃淑英告訴他，自己沒有兄長，決定把他當作哥哥看待。她無意破壞他的婚姻，他也沒想過和妻子離婚。儘管覺得四十多歲的他當二十歲女孩的大哥有點荒唐，但他們沒有別的選擇。如果他未婚，他願意娶她，給她幸福的生活。

他在拉斯維加斯住了幾天，每天給黃淑英送去一束鮮花。最擔心的事終於發生，黃淑英懷孕了。其實，他們之間也只有過一次。

是他把一個未婚的女孩子在半醉半醒間弄得如此尷尬。自責不已，猶如困獸，坐立難安，走到旅館窗前眺望：夜色璀璨，通街擁擠著穿著不同國度服飾的男女遊客，突然空中沖起「人造火山」噴發的紅光熱浪，隆隆震耳的炮聲來自街頭表演的「海盜大戰」，古埃及金字塔尖尖挺立、平地躍起巴黎鐵塔⋯⋯賭城繽紛喧囂，恰如他當時剪不斷、理還亂的思緒。陸遊的《釵頭鳳》突然湧上心頭。此時此刻整首詞中最能令他動心動情的莫過於這些字眼：錯、錯、錯，莫、莫、莫，難、難、難，難、難、難。

他決定把關於這個孩子的各種可能性說給黃淑英。打掉，不利於她的身體，生下來由他養？絕對行不通，妻子那裏過不了關。

黃淑英聽了他的分析很不高興，覺得他忽略了她的心。帶點凶巴巴地說：「尹醫生，你一直把我看成什麼人？你以為我一向隨便，可以進任何一個認識不久的男人的房間？你以為我不在乎任何一個人嘔吐的臭味？你以為我為什麼殷勤地給你放洗澡水？你以為我為何肯和你睡一張床？儘管開始時我在兩人間放了一個水杯。」

「那麼，為什麼？」他問。

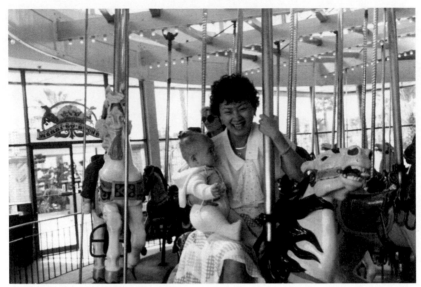

淑英與恩琪

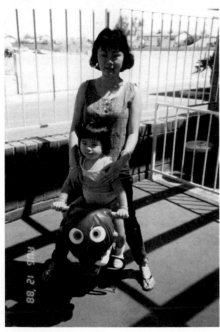

黃淑英與小女恩琪

「因為好奇呀！你曾經說過，見了我讓你想起一個人，一個讓你留戀不忘的人。你見不到她，所以找貌似她的我來重溫舊夢。為此，我覺得你是個重感情很專情的人，可以信賴的人。或許你正面臨一個大難題希望在我身上得到答案，所以迢迢而來。剛好我和母親鬥氣不肯回家，所以就跟你來了。聽你說了劉笑華和莫玉貞的故事，不由得心生同情，稀裏糊塗把自己真當劉笑華了。那時我想，如果有一天我能像劉笑華一般愛你疼你，你也像待劉笑華那樣待我，我還可以像對爸一樣向你撒嬌，作弄你，該多好……可是，一想到你已經有妻子和孩子，而妻子待你不好多半責任在你，我不想破壞你的家庭，你也不應該無情無義離開她，這樣的男人我也不喜歡。但我發現自己已經深深愛上了你，內心被矛盾煎熬著，想睡也睡不著，只好借著酒精的力量將自己推入夢中，想不到竟因此種下了禍根。」

　　說完，她凝視著他：「你會不會因為我的表白而看不起我？」

　　聽了黃淑英的肺腑之言，尹浩鏐心跳加速，激動地說：「你為我這樣一個人犧牲自己，是否值得？」「我決定要你把孩子生下來，我會好好照顧你們，好好疼你們一輩子。只是委屈了你。」

　　夜裏躺在旅館的床上，心事如潮起伏睜著眼睛難入眠。想到黃淑英孕育的小生命，心裏感覺甜，想起妻子和兩個可愛的女兒，心裏說不出的苦，自責和負罪感，像被如來佛的五指山般壓得他無處逃遁。

　　快樂並痛著在拉斯維加斯過了幾天後，他回了家。妻子不再動輒和他大吵小鬧，變得冷淡疏遠，再無笑臉。周日只要他不用上班全家人照舊出遊。

不久，他頸部舊患發作得越來越頻繁，程度日漸加劇。經過精密檢查，是骨質增生，壓迫頸部神經引致不適。借用藥物和物理治療可以減輕些，但不能痊癒，嚴重影響他做精密手術，只好把每天十二小時的工作量減去一半。

　　時間是閑下來了，心卻忙碌了起來。每天看著妻子想著黃淑英。黃淑英的身影已經紮根在他腦海，輾轉反側，夜難成寐。便找藉口對妻子說是例行公事，每兩個月去一次拉斯維加斯。

　　因為心虛，他在家努力表現，盡職盡責關愛家人，作出一副好丈夫好父親狀，和妻子的關係也有所改善。

　　他和黃淑英聚少離多，感情越發甜蜜溫馨。黃淑英誕下他的第三個女兒，他為黃淑英母女買了一套安居的房子，並請黃淑英母親

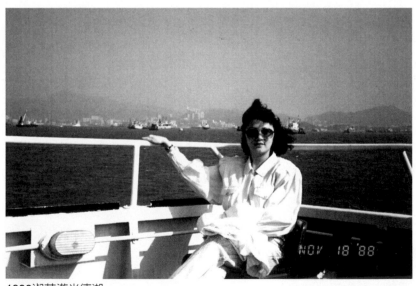

1988淑英遊米德湖

幫助照顧。

不久,他的後頸部疼痛的程度加劇,預感免不了要提前退休,便在拉斯維加斯尋找比較輕鬆、不需要做精密手術的工作。很快就在X光診所找到一個專門負責看片子、工作時間很自由,待遇不薄的所在。但他並沒脫離原公司,只是每個月分一半時間到拉斯維加斯X光診所上班,過著飛來飛去的雙城生活。

偶然的機會,黃淑英進了賭場工作,賣掉了所經營的工作時間長辛苦萬分的餐館。因工作表現出色,她被賭場聘為亞洲部經理,整日周旋聯絡一些來自亞洲的豪客。

未久,她又被阿拉丁賭場挖角,職位和待遇更高。

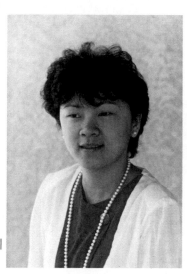

黃淑英任職巴利大賭場亞州
部總經理檔案照片

阿拉丁賭場是座阿拉伯宮殿式建築的大酒店，用一個頂蓋涵括了三個彼此獨立又相互連通的巨型建築。擁有一萬平米的賭場、二千多客房、一個可容七千人就座的大劇場，週邊由被稱為「沙漠通道」的五萬平米的大商場環繞。黃淑英能在此賭場內呼風喚雨獨當一面，和不少華人影視明星、如盧燕等都有交往，可見她待人處世的能力和魄力。

　　黃淑英為人謙和，他的朋友多半都覺得她很可愛。連初次見她面的莫玉貞也十分喜歡，願意彼此結拜成姐妹。當然，這是在她還不明晰丈夫和黃淑英關係的時候。潛意識裏，他希望憑藉莫玉貞對黃淑英的好感，使她在明白真相後能夠接納黃淑英，所以他主動介紹她們兩人認識。

　　終究紙裏包不住火，他的如意算盤落空。試想，哪個女人能容忍丈夫的背叛。莫玉貞知情後同他大吵特吵，任他如何解釋，如何道歉，聽到的全是謾罵：騙子、卑鄙、下流……在世間最惡毒的字眼的圍追堵截中，他只能繳械投降，不再出聲。

　　發洩了一通怒火後，莫玉貞哀傷地痛哭起來。從沒見她這樣過，這一刻，他非常痛恨自己。縱有千般不是，妻子對他始終專情如一，是個盡責的妻子和完美的母親。他不想離婚，也捨不下親手建立起來的家。但遭背叛的妻子莫玉貞不甘心，到拉斯維加斯黃淑英辦公的地方大鬧了一番，痛斥她是個壞女人，搶別人的老公一定沒有好下場，生的孩子一定是醜八怪，警告說：「不要癡心妄想我老公會娶你，他只愛我一個，我也絕不放手！」

　　憤怒到極致的莫玉貞，反擊行動堅決果斷激烈持續。她打電話給黃淑英的同事，包括上司和下屬，控訴其破壞她的家庭，訴說自

己含辛茹苦的棄婦生涯。這一鬧，黃淑英很失面子，正好另一家更大的賭場聘她當亞洲推廣部總經理，薪水加倍，工作自由度更高。她也希望自己在經濟上能夠獨立，不想讓別人說她和他在一起是為了錢。她同意和他分手。

踏入1996年，尹浩鏐的頸部疼痛越發加劇，再也無法負擔沉重的工作，甚至不能自己開車，只好在原公司申請暫時因病休息，只在拉斯維加斯X光診所上半天班。不久這份工作也無法維持下去了。用盡針灸、推拿、物理治療等各種手段，頸椎病仍無好轉，他只好正式退休。

退休后，為經濟安排問題，夫妻兩人爆發了戰爭。二人爭辯到激烈處，他無意間推了她一把。「新仇舊恨」令莫玉貞完全失去理智，不知輕重，到警署投訴，說丈夫打了她。

在西方發達國家，丈夫對妻子動手是犯法的。

法官傳召了尹浩鏐，他沒做任何抗辯。他不願意說自己是在情急之下無意動手，並非蓄意傷害。無論有意還是無意，令莫玉貞如此失智，歸根到底還是因他負心種的因。

因他認罪態度好，法官宣判，根據婦孺保護條例，勒令他以後不准出現在莫玉貞特定的範圍內。直到這時，莫玉貞才醒悟到事情的嚴重，嚇得直流眼淚，悔不當初。

但一切已經太晚了，尹浩鏐在當地也算名人，經報紙渲染，使他顏面盡失，無法待下去。莫玉貞去警署要求撤回控訴，沒得到應允。他來不及收拾行李直奔機場。

已經同黃淑英分手，但這時他想去的地方、想見的人，也只有拉斯維加斯的黃淑英。從此，他正式在黃淑英家住下來。莫玉貞打

電話，求他原諒，說需要他，捨不得他，希望能回去。三十幾年的夫妻，他不會全然絕情，但他一向奉公守法愛護名譽，如果夫妻再次發生爭執，莫玉貞忍不住再去告他，不是沒有坐牢的可能。撇開所愛的黃淑英母女不說，即便沒有她們，發生這種事，他也實在不敢回去，也無法回去了。

1998年三月，他正式離婚。一年後他和黃淑英在拉斯維加斯舉行了婚禮。婚後，黃淑英辭去工作，全職照顧他的生活起居，既當管家，又是司機。因頸椎病無法開車的尹浩鏐，生活在動輒依靠車輪子的美國，沒有賢慧能幹的這位年輕妻子的全方位關愛，簡直寸步難行。

2001年四月，他攜黃淑英在香港共同會見了劉笑華，黃淑英大度地安排丈夫和他的初戀情人出遊了一天，他和劉笑華暢訴別情，重溫了昔日時光。

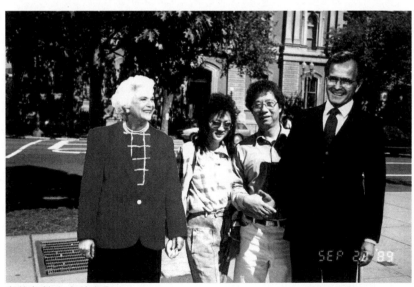

與黃淑英白宮前合影

尹浩鏐多情浪漫，招蜂引蝶，但真正進入他生活的只有劉笑華、莫玉貞和黃淑英這三個女人。

劉笑華是他年少時愛得要死要活、飽經磨難，被迫無奈勞燕分飛的初戀。所以令他始終耿耿於懷，留戀難忘。得不到的分外珍惜，常情也。但假如當初他能如願和劉笑華結合，是否還會一路拈花惹草，種下婚變的種子？難料。

莫玉貞是他共患難相扶持的髮妻。所謂「患難」，內容有二：莫玉貞出現在尹浩鏐因近親血緣，被迫結束初戀，痛苦不已的時候，他和她的相戀，對尹浩鏐來說多少帶著填補感情空白的療傷性質，這種植根在痛苦土壤上的愛情顯然有別于同劉笑華少年情懷純白的初戀，但正是她對他的愛情拯救了即將沉淪的青年尹浩鏐；其二，尹浩鏐偷逃香港、投奔臺灣、在加拿大深造，多賴莫玉貞不離

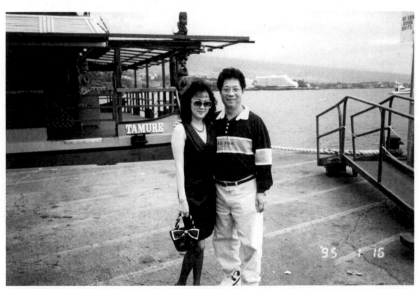

與淑英遊船

不棄、同舟共濟，陪伴扶持，共同度過荊棘叢生的艱辛歲月。尹浩鏐事業有成，莫玉貞功不可沒。尹浩鏐感情上的不斷出軌，令她痛苦不堪，導致性情大變。最終，臨門一腳，徹底踢走了實際上還深愛著的丈夫，卻是她始料不及，也不願看到的後果。悔之晚矣。

黃淑英的出現，可以說是他對劉笑華感情的死灰復燃。黃淑英貌若劉笑華，她青春靚麗、聰敏乖巧、善良親和，在在吸引了事業有成、夫妻感情有些裂痕的尹浩鏐。之後二人的感情發展，以及最終成正果，原因比較複雜。孰是孰非，清官難斷家務事。

劉笑華、莫玉貞，黃淑英，三個女人出現在尹浩鏐人生的不同階段，顯然每個女人都對他的人生起過和正起著不可磨滅的積極作用。

在和莫玉貞分開七年後，尹浩鏐過生日那天特別為前妻寫了篇散文《夢園愧憶》，深情款款動心動肺比較細膩地敘述了他和莫玉貞相識相愛，以及一路如何共度苦甘的情狀，對自己的背離，給妻子和女兒們造成傷害歉惋懊憾不已。

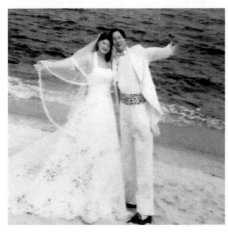

尹浩鏐輿黃淑英1999年10月23日結婚

《夢園愧憶》不啻是尹浩鏐的一篇懺悔錄。稍作文摘，以見其情懷：

　　玉：你一定問我，為什麼會回憶起這些？既然忘不了舊情為什麼又那麼狠心要離開你呢？這是懺悔還是為自己贖罪呢？玉，現在我可以告訴你，晚上睡不著覺的時候，我常常迫使自己硬著頭皮回憶過去自己所做過的那些蠢事、錯事！為的是使自己清醒起來。固然這是很不愉快的，我常會羞愧地用破被單蒙上自己的臉，好像黑暗裏也有許多人在盯著我瞧似的。不過，這種不愉快的感覺裏倒也有一種贖罪的快樂。以前你一年到尾廝守著那間大舊房子，買菜、做飯、洗衣，整理房間，照顧孩子，在我每天上班前為我準備好早餐，和自己所愛的人建立了十分完滿的家庭，是多麼的得之不易呀！而我竟然愚蠢地把它放棄了，真令我終生後悔莫及！懺悔也罷，贖罪也罷，帶給我的是一種肝裂腸斷之痛！歷經一場核炸之變，留下的只有對人生的一次新感悟。愛默生說過：「人的一生，就是進行嘗試。嘗試的越多，生活就越美滿。」也有人說：「人生就是在白紙上寫字，若用鉛筆寫，還可以擦掉，若用毛筆來寫，一經寫下再也擦不掉了。即使你在上面塗上了新顏色，也掩蓋不了原來的痕跡啊！」我在漫漫人生路上走過多少曲折、坎坷和溝壑，在我的身後，留下一對親浸過血的腳印，在我的身前，張開一對流過淚的眼睛。腳印引我解讀往事，眼睛教我看透人生。因此，我才理解什麼是人生，人生的重擔也隨之越來越重。我在生

命的拼搏中，可能是一個強者，但在情感交織糾葛的世界裏卻是一個懦夫！我既拋不開你，又剪不斷琪（筆者：他和淑英生的女兒名恩琪。顯然作者行文中是以‘琪’指代淑英。），無論誰對誰錯，都是骨肉離不開皮啊！

　　這裏，我不得不告訴你，如果我不把過去的種種情懷和辛酸往事說出來的話，我是一輩子不會安寧的。我也深知我負疚你的事太多，欠你的情債堆積如山。與其把它藏在心底，壓倒自己，倒不如把它一股腦兒傾吐出來痛快。為了贖罪也罷，自我解脫也罷，為了忘卻也罷，算作一次靈魂的洗禮吧！即使我受盡世人的責罵，我也是無怨無尤的！

　　……

　　我深知這一切都不是你的錯。是我把人生看錯了，試問世間哪有圓滿的人生？我萬不能以自己的私念，來建築在你的痛苦之上啊！記得三毛說過一段話：「人類往往少年老成，年輕迷茫，中年喜歡拿別人的成就與自己相比較，好不容易活到老年，仍是一個沒有成長的笨孩子。我們一直粗糙地活著，而人的一生，便也這樣過去了。」幸好如今我們都還健康地活著，活著就應該是快樂。我從女兒和許多朋友口中得知你仍珍重自愛，每次和你在電話交談中知道各自的心中都有對方的影子存在，仍在相互痛苦地惦念著，就得到了不少寬慰。你有一顆金子般的心，更加值得我對你的尊敬和愛戴。生命對於我們都是寶貴的，希望你熱愛生命，健康長壽！

　　如今有琪陪伴我，度過這淒涼的餘生，她為我犧牲了自己的一切，我不能再負心於她呀！望你能原諒我的無奈，這

算是我作為男人的一句自白！

　　玉，我想起從前你喜歡的《嬌紅傳》，常說嬌娘為情而死都是申純不夠專情之故，今想起來，我何嘗不是另一個申純！每當午夜夢回，想起前塵往事，我真是錐心悔恨！今夜月色慘澹，我在微黃的燈下，想起嬌娘的記懷詩，不禁淚眼盈眶：

　　　　屈指光陰又隔春，朱顏枉負一生身。
　　　　情牽相喚聲聲喚，腸斷無端草色新
　　　　露恨銀床初破睡，舞衫歌扇總生塵。
　　　　幾回惆悵空悲歎，只為無情薄幸人！

　　莫玉貞的一頁在尹浩鏐人生中翻過去了，但他們畢竟是共度三十多年艱苦歲月的結髮夫妻，恩情深重。他心中的一角至今仍留著莫玉貞的位置，常不時關心她的生活狀況，給與必要的幫助。他和她生的兩個女兒，都受到良好教育結婚成家，愛著自己的父母。莫玉貞拒絕了條件很好的求婚者，始終堅守在她和他精心構建的大宅裏平靜度日，顯然她的情感還在他身上。對莫玉貞的真情，尹浩鏐一直銘記於心。在莫玉貞60歲生日那天，尹浩鏐邀請了遠在美加昔日兩人的親朋好友，在拉斯維加斯的凱撒皇宮，為她舉行了一次隆重的慶生晚宴，席間黃淑英對莫玉貞敬重有加，令人動容。

　　尹浩鏐對莫玉貞的關愛，他年輕妻子黃淑英對此心知肚明，不聞不問。對尹浩鏐來說，黃淑英不僅是他喜愛的嬌妻，第三個女兒的母親，還是他生活中須臾不可離的賢德精幹得力助手。她無微不

至地照顧他的健康起居，出門是他的司機，旅行時為他提箱負載。
頸椎病嚴重的緣故，他盡情享受著年輕妻子寵愛呵護。

　　尹浩鏐的情感路，變幻曲折，是非對錯，無需評說。

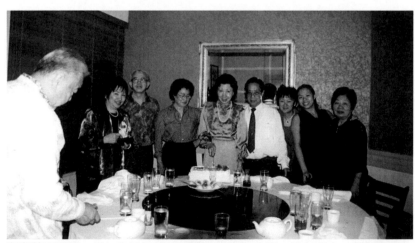

與淑英和親屬、好友在拉斯維加斯慶祝玉貞60大壽　從左到右：鐘佩章醫生夫人、鐘佩章醫生、莫玉貞、黃自平醫生、尹浩鏐、黃淑英、尹恩琪，黃淑英母親

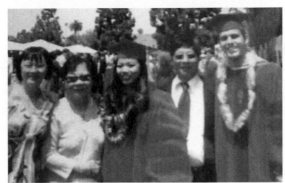

恩琪南加大醫學院畢業（2011年）以左到右淑英、
外婆、恩琪、浩鏐

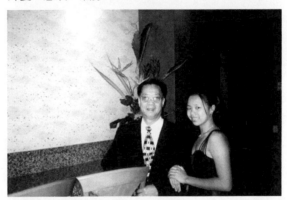

小女恩琪

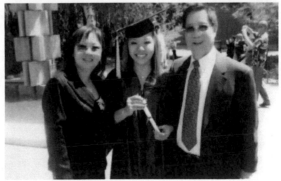

2007年恩琪大學畢業

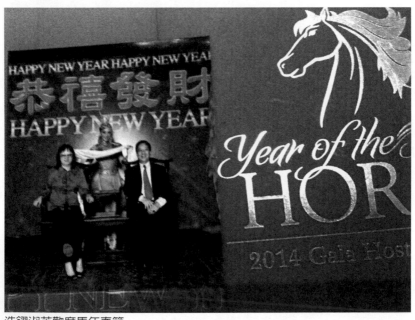

浩鏐淑英歡度馬年春節

三、文學圓夢勤筆耕

讀書是尹浩鏐的一大愛好，對他來說讀書是一種享受，是十分快樂的事。坐著讀書，站著讀書，連如廁蹲馬桶也手不釋卷，有時能一天連續讀八個小時的書，雖然大部分是醫學的，但對文學、哲學、歷史等，他也有濃厚興味，皆在涉獵之中。他記憶力超常，幾乎是過目成誦，對中國詩詞朗朗上口，常脫口而出，莎士比亞、歌德、拜倫以及普希金等外國名家的作品他也十分熟悉。

文學作品讀多了，難免手癢，念書期間尹浩鏐常寫一些詩和散文，作品不時見之於學校的壁報，入大學後還曾和同學好友饒聞午辦過一個詩社，創刊號上刊登了他翻譯的歌德的詩。中國古典詩詞中，他尤其喜愛蘇東坡和李商隱，其詩風也頗受影響。

大學第一學期的暑假，他寫了篇十幾萬字的小說，幾經修修改改，第二年趁暑假空閒將字跡十分潦草的初稿謄寫在稿紙上。不幸剛抄完他就成了右派，只好把書稿裝入木盒，帶回東莞的家，含著無限悲憤和不捨的眼淚，「一抔淨土掩風流」，將之埋葬在一棵榕樹下。這部小說可謂命途不濟，出師未捷身先喪。後來他四處飄零，其煌煌處女作應早已化入塵土碾成泥了。

畢業後，他國內外一路奔波，苦攻專業，深造歷練，行醫勞碌，執筆論文，撰寫專業作品，無法旁顧文學創作。直到他因病提前退休，定居拉斯維加斯，成了富貴閒人，才有時間把目光從專注的醫學離開，一圓文學夢。

可能是想彌補失去的文學時間，他退休生活的精力主要用於創

作。創作成為他的正業。不同文體的作品從筆端、從鍵盤汩汩流淌。其中、英文成果散見美國、中國海峽兩岸及香港等地報刊，並於海峽兩岸及香港出版小說《情牽半生》、《此情可待》、《月光下的拉斯維加斯》、《我生命中的三個女人》，散文《鳴放記》、《在美國當醫生》、《飛翔的百靈》，譯作《西洋情詩精選》，及醫學普及著作《人活百歲不稀奇》和《與你談「心」》等十餘種。著作屢屢獲獎。同時擔任拉斯維加斯華文作家協會會長、世界華文文學聯會和世界華文旅遊文學聯會理事等職，受邀出席各種文學會議和交流訪問活動。

他如願實現了從醫生到作家的身份轉換。

尹浩鏐退休後的第一部創作名曰《情牽半生》，這部長篇小說2003年在臺灣出爐後，接連五次再版，足見其受歡迎程度。他亦為之大受鼓舞。

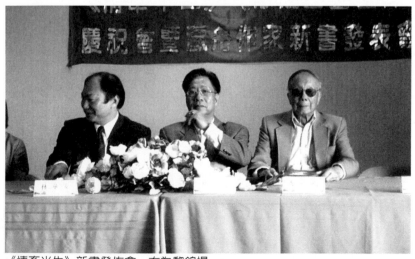

《情牽半生》新書發佈會，右為黎錦揚

《情牽半生》基本是尹浩鏐的自傳。

從文學史看，不少作家比較早期的創作多帶自傳性質，最突出和明顯的，如古之曹雪芹的《紅樓夢》，今之巴金的《家》。尹浩鏐雖然不能與這些大家相提並論，但有一點相同，他們的家族或自身的故事都堪稱創作富礦，值得深入開採挖掘。尹浩鏐半生曲折跌宕，閱歷際遇繁複傳奇，愛情婚姻姿彩變幻，無需另外多方搜集資料，將其經歷，並內心的沉澱積鬱傾吐出來，足量自成一部小說。

寫自己十分熟悉的、深刻瞭解的、能夠掌控的內容，尤其是剛出道的新手更是如此。

《情牽半生》的著眼點有兩處：一處是「情」字，一處在「半生」。

「半生」顯然是小說主要人物方華的生命長度和厚度的限定。

「情」則涉及到家國情、親情、愛情、友情，重點更在「愛情」上。

一個「牽」字，像只手，形象地將「情」和「半生」緊密地連接起來。

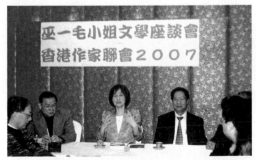

2007年參加香港作家座談會，左1為會長潘耀明，中為巫一毛，右1尹浩鏐

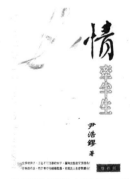

金石堂暢銷小說佳作獎

小說文本以男主角方華半生的命運際遇，及其嘔心瀝血的三段感情歷程為主線，濃墨重彩塑造了方華，以及婉容、美玉、思琪三個女性形象，工筆細描了方華和她們關係的無常變幻。

小說中方華的原型就是尹浩鏐自己，方華的三段愛情物件婉蓉、美玉和思琪，正是作者生命中三個女人——劉笑華、莫玉貞和黃淑英的形象化身。

該文本的整個故事取自尹浩鏐自傳，其主要內容看筆者前文便基本可知端詳。當然，它畢竟是文學創作，在忠於生活，忠於人物原型時，必然有所提煉取捨，進行文學虛構藝術重塑。

《情牽半生》通過方華自身的經歷，展現了中國大陸二十世紀五六十年代的政治經濟生態，跟著方華的步履，六十年代的香港、臺灣，七十年代至今的加拿大和美國，也以不同姿態出現在讀者眼前。

通過方華為改變命運所作的一系列掙扎奮鬥，通過他和婉容、美玉、思琪三個女人曲折的愛情婚姻故事，深刻表現了人生無奈和人生無常。書中不乏奮進、陽光，也彌漫著一股淡淡的憂傷。

雖說人的命運掌握在自己手裏，但都脫不出社會和環境的影響。恰如人不能拔著自己的頭髮升空上天。

一個熱愛生活、愛讀書、愛文學、性格活潑開朗多情浪漫的年輕人，因自己的幼稚無知犯下政治錯誤，從此改變了一生的命運。如果方華沒當右派，成績優異的他，當時被分配到邊陲小城當醫生的可能性很小，也就不會出現逃香港、投臺灣、奔加拿大等為改變命運的艱苦奮鬥歷程。他的故事，他的婚姻愛情，該會是另一種版本。

方華出逃香港迫于在廣州找不到工作的無奈，他從香港到臺灣，同樣是為了出路。之後的加拿大和美國，雖然並非無奈之選，但假若沒有前者之源，哪來後來之流。

　　方華的愛情和婚姻也充滿了無奈和無常感。

　　他和婉容的愛情一開始就不被祝福。二人分手的無奈，出於必然。

　　他和美玉的婚姻悲劇，有人性中喜新厭舊的深層基因，也有婚姻經營中的缺失。

　　如果不是思琪懷了方華的孩子，如果並不想失去所愛丈夫和完滿家庭的美玉能冷靜處理，沒有讓丈夫顏面盡失有家難回，可能也不會有他和思琪的最終結合。

　　對美玉而言，方華的背叛是悲劇，但對思琪來說，又何嘗不是喜劇。這就是人生，是也非也，喜怒哀樂，角度不同。

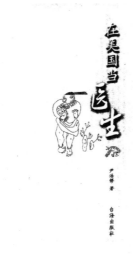

佳作獎　散文集

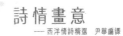

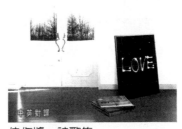

佳作獎　詩歌集

《情牽半生》基本是尹浩鏐對其半生的回顧，有自憐有自戀有自慚。它是蘸著作者的心血，懷著對生命的虔誠和熱愛，創作的寫實而浪漫的一部作品。

　　它是作為尹浩鏐出版的第一部小說，無論人物塑造，還是文學語言及情節結構，多出於自然，斧鑿痕跡較少，因其酷愛詩詞，常能信口流出，在作品中不時引用，多契合人物和情節，卻也不免有炫技之嫌。

　　北京中國文聯出版社於2006年將其引進內地，香港明報出版社將其引進香港更名為《醫生情路》。拉斯維加斯著名作家潘天良在書序中的評價可供參考。

　　他說：「作品沒有按照某種政治或道德信條去處理情節。而是信手拈來，按照生活本來的面貌，寫出自身經歷過的生活細節。令人讀來親切自然，並且能從中看到不同時代的生活大環境，窺視當時政治經濟狀況。作者的足跡江南塞北和五湖四海，當中許多與人物有關的景物描寫，精闢入微，把讀者引入一幅幅活生生的油畫境界。作者駕馭語言如行雲流水，對白也十分自然生動。三段愛情前呼後應，彼此有內在聯繫，結構上既明快又嚴謹。」

　　2011年11月，臺灣再版了《情牽半生》的修訂本，更名為《我生命中的三個女人》。中國文學評論家高嵩為該書撰寫的序中稱：「在研讀了這部小說之後，我通過對男主人公方華的理解，深深地理解了浩鏐兄。浩鏐兄，他用生命寫出了一部成功的小說，也通過小說成功地寫出了自己。讀他的小說，如同面對面聽他傾訴。他的藝術語言大樸大素，如同白水晶的碎粒，熠熠然透出深曲的情味，這使得整部作品，像一棵樹形很好的健康的樹，使讀者——人生旅

途的跋涉者，很願意在它搖曳的綠蔭下靠著粗壯的樹幹，輕輕地閉上眼睛憩息。人們心靈是喜歡靠著真實的心靈憩息的啊！」

尹浩鏐的另兩部小說《此情可待》和《月光下的拉斯維加斯》在臺灣合集出版，書名《月光下的拉斯維加斯》。

《此情可待》曾連載於拉斯維加斯《一週刊》和香港的雜誌。後者也在美國的《明報》獨家連載。

尹浩鏐在愛情婚姻中有不少遺憾，尤其同前妻莫玉貞婚姻的失敗，雖有多種原因，歸根結底還是緣於他的花心。或許是為了彌補自己現實生活中的憾恨，在2008年動筆的另一部長篇小說《此情可待》中，他書寫了一個純美的愛情故事，塑造了一個信守承諾，忠於愛情，始亂終不棄的人物形象。

台大醫學院三年級學生「阿仁」，暑假到花蓮旅遊，入夜迷路，被純樸善良的姑娘「小青」將他領到自己家中。小青和她僅有的親人爺爺，熱情款待了這個不速之客。這個不速之客的心，很快被美麗的小青吸引。書中寫道：「我在老人對面坐下，姑娘端上一

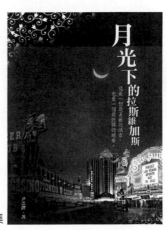

佳作獎　小說集

杯熱茶。我一口氣把茶喝下，登時一股暖流貫徹全身，舒服透了。
在燈光下我再仔細端詳著姑娘，看上去約莫十七八歲，一頭黑髮把
她的鵝蛋臉襯托得更顯玲瓏小巧。一張笑意盈盈的小嘴，配著一雙
又大又黑的眼睛，真是美極了。見我癡癡地望著她，她連忙把頭低
下來，一臉含羞的表情，我的心怦怦地跳著。」

　　因旅途中淋了雨，阿仁發燒感冒，受熱情的主人挽留在小青家
住了下來。一個是青年才俊，一個是如花少女，他和小青很快彼此

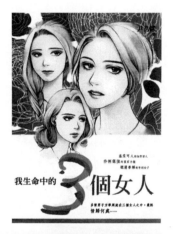

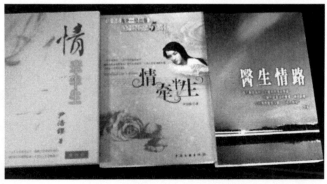

鍾情，擦出愛的火花，跌入愛的深淵。但現實是，阿仁需要回學校繼續學業，他的家人已在為他的婚事操心，他雖然恨不得馬上把小青帶回家，卻又不得不顧慮，父母能否接受一個只有中學文化的原住民姑娘。他自忖，自己是個很害怕責任和壓力的人，不知道到時能否面對那種壓力。理智告訴他，應該遠離小青，感情上卻只想一輩子和小青在一起，永不分離。

洞悉世事的小青爺爺反對無效，只得默認。從此阿仁只要放假就到花蓮探望小青。幾年後，阿仁畢業拿到加拿大一個大醫學院實習醫生的聘書，信誓旦旦一番後離開小青。

待他在加拿大得知小青懷了自己的孩子後，急忙回到花蓮。爺爺已帶著小青遷居到沒有熟人的地方。阿仁八方奔走，四處打聽，

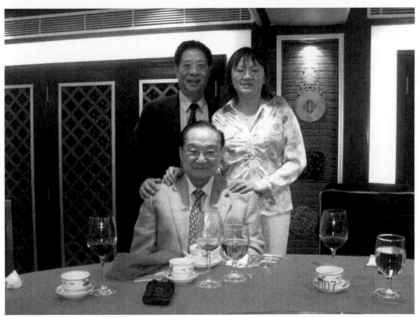

和金庸合照（2009）

幾乎把臺灣翻了個底朝天，終無小青的消息。

不負家人希望，阿仁拿到了英國行醫執照，並回到香港開業。他的家人不斷給他物色結婚對象，但他心裏始終忘不了小青，忘不了他和她的孩子。對家人說：「我今生今世也不會結婚了，如果老天有眼，就讓我找回小青和我們的孩子，讓我們一家人團聚；如果找不到，我就單身一輩子，向小青贖罪。」

阿仁始終沒有放棄尋找小青母子，工作之外的時間幾乎全用在尋找上。最終在他開業的美國拉斯維加斯意外找到也已經成為醫生的兒子，在兒子的精心安排下，阿仁和小青母子全家團聚。

《此情可待》中的愛情浪漫，情操唯美。似乎是作者台大醫學院讀書時、一段邂逅露水愛情的美麗想像。

尹浩鏐提早退休後，安居於拉斯維加斯，妻子黃淑英在賭場工作日久，熟悉賭場的形形色色林林總總。《月光下的拉斯維加斯》即通過一個案件的追尋和對愛情故事的描述，比較全面細膩地揭示了賭場的諸般景象及各色人等，抨擊了警界的貪腐黑暗，讚頌了純美的愛情。書末結尾的判語，將文本主旨言說得十分精准：

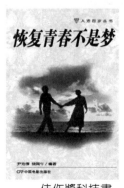

佳作獎科技書

望著遠處璀璨華燈下的拉斯維加斯市區，羅倫突然想起了狄更斯在《雙城記》開篇中的一段話。他想，倘若把其中的文字做些變換，豈不成了對這座城市的絕佳描述：

　　　　這是一個最美麗的城市，這是一個最骯髒的城市；這是一個民主自由的聖地，這是一個無法無天的賊窩；這是閃爍智慧的歲月，這是充斥愚蠢的歲月；這是陽光普照的季節，這是黑夜沉沉的季節；這是充滿希望的春天，這是令人絕望的冬日。我們擁有一切，我們一無所有。作惡多端的人可以上天堂，善良無辜的人卻要入地獄。說它好，是最高級的；說它不好，也是最高級的。

　　作者雖然定居拉斯維加斯，也常進入賭場，但能對賭場瞭解如此之深，顯然多得妻子黃淑英協助。此書，當記淑英一功。

　　尹浩鏐的散文集有《在美國當醫生》和《飛翔的白靈》等，前者在臺灣出版時名《醫生手札》，2006年北京再版時更名作《在美國當醫生》。

　　《在美國當醫生》顧名思義，主要記述了作者從醫生涯中的一些有趣經歷和耳聞目睹美國醫生的各類故事，對瞭解作者、認識美國醫生的生態都有一定意義。文筆詼諧幽默，將本來十分嚴肅的事，寫得輕鬆娛人。

　　雖然為了不惹麻煩，作者把其中涉及的人名和地名改頭換面，仍還能讀出一些事實真相。

　　比如，〈中斷了的假期〉篇，記述了某醫生所遇到的一件醫療

官司發生及審理始末。我從主要當事被告華人醫生「利民」身上，看到了作者的身影。文本將這個醫療案件的來龍去脈、法院審理中的律師庭辯、不良律師的幕後算計，保險公司為自身利益的介入，判決書，及判決後的起承轉折，以及種種細枝末節，皆所敘甚詳，人性的陰暗，種族歧視的陰影亦有所表現。非當事者，難有如此用心。對照作者的專業和經歷，這樁麻煩的官司當是曾發生在尹浩鏐身上的一個故事。

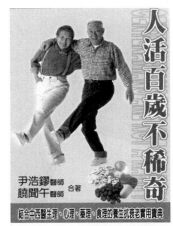
第二獎科技書

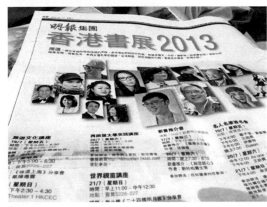
2013香港書展右一為尹浩鏐

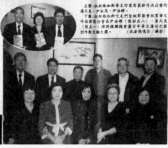

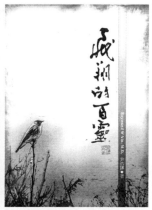

獲金獎散文集封面

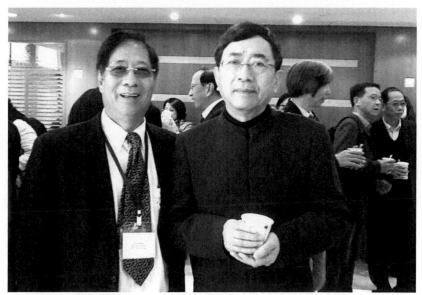

尹浩鏐、余秋雨（2013）

〈在美國當醫生〉中不乏新移民奮鬥類勵志篇幅，也有〈無牌墮胎專家〉〈整容俱樂部〉及〈亂童癖的下場〉等等揭露美國醫學界陰暗面的記述。

另一本散文集《飛翔的百靈》於2010年在臺灣出版，收入這本書內的文章，包括散文、評論、遊記、人物印象、詩作及外國名詩翻譯等等，有舊作，多是近些年的新品，林林總總，我手寫我心，展示了尹浩鏐的多方面文學才能，其文筆優美浪漫，充滿詩人的激情。此書曾獲僑聯百年書籍獎散文類第一名。

尹浩鏐愛詩，寫詩，也翻譯詩，其詩譯著作於2006年在北京出版的《西洋情詩精選》中收錄了他譯自英國名家，如喬叟、拜倫、雪萊、濟慈、莎士比亞、王爾德、哈代、白朗甯夫人等等的情詩三百餘首，其中亦有少量美國詩人的作品。

對于詩，尹浩鏐有自己的見地。他認為，詩是世界的語言，心即人心，不以中外有別：「仔細品嘗中外詩人的作品，莎士比亞對李白、拜倫對蘇東坡、雪萊對李商隱、濟慈對杜牧、白朗甯夫人對李清照，他們之間沒有通過電話、發過電子郵件，他們卻又好像通

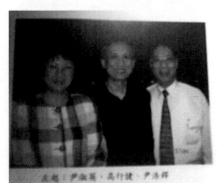

與諾貝爾獎得主高行健合影（2010年）

過話，寫過信，不然何以他們筆下寫得都好像似曾相識！」（見《西洋情詩精選・前言：將美的東西融在一起》）

因為文化差異大，翻譯詩是件費力難討好的事，他不求遵循原詩嚴格的格律，譯詩時給自己很大的迴旋餘地，將筆力用在原詩的意境和神韻上，不生搬硬譯原作，務求達成中國詩韻味道，文情並茂，賞心悅目。「即使和原文有所差異也在所不惜。」（見《西洋情詩精選・前言：將美的東西融在一起》）

在美國多年、于多所大學教授英詩的劉庶凝先生評介其詩譯稱：「尹君退隱賭城專心寫作。他三更燈火筆耕不輟……其譯文亦信亦達亦雅。所幸中文之音韻意境遠過於任何外語。如譯晦澀之『Narcissus』為『水仙』，如譯『Whorehouse』為『青樓』或『花街柳巷』，如譯『Lotus』為『睡蓮』，如譯『Sex』為『雲雨巫山』，如譯『A dead woman』為『香消玉殞』。……尹君之譯作雖非千古絕唱，但與一般海外學人之譯文相比則是鶴立雞群，高人一等。」（見中國文聯出版社版劉庶凝《讀尹浩鏐博士英詩中譯有感》）

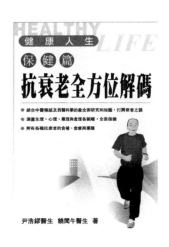

尹浩鏐于文學創作之外，也在中國內地、臺灣和香港兩岸三地出版了《人活百歲不稀奇》、《回復青春不是夢》和《與你談「心」》等健康保健科普書籍，將其所學，造福大眾。前兩書是他和大學好友饒聞午教授的合作，後者則同他的表弟、香港心臟協會主席劉柱柏教授合寫，其權威性可見。

　　身體原因，尹浩鏐提前卸下醫生職責後，不甘心光陰虛度，揀拾起兒時萌生、始終沒有放棄的文學夢辛勤筆耕。其創作成績雖與成功的專業作家尚難相提並論，但對一位半路出家的專業醫生而言，他所取得的文學成績可圈可點。

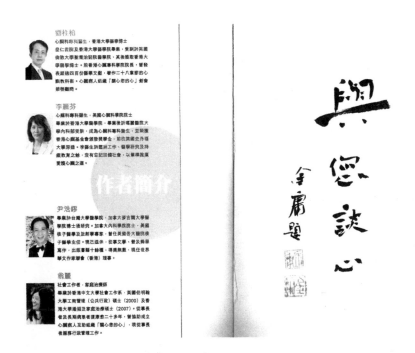

劉柱柏
心臟科專科醫生，香港大學醫學博士。皇仁書院及香港大學醫學院畢業，受訓於英國倫敦大學聖瑪治奧爾斯醫學院，其後獲取香港大學醫學博士。前香港心臟專科學院院長，曾發表過逾四百份醫學文獻，著作二十八章節的心臟教科書。心臟病人組織「關心您的心」創會榮譽顧問。

李麗芬
心臟科專科醫生，美國心臟科學院院士。畢業於香港大學醫學院，畢業港於瑪麗醫院大學內科部受訓，成為心臟科專科醫生，並曾獲香港心臟基金會頒發獎學金，前往美國史丹福大學深造。李麗生於繁忙臨牀工作、醫學研究及持續教育之餘，沒有忘記回饋社會，以筆揮推廣愛護心臟之道。

尹浩鏐
畢業於台灣大學醫學院，加拿大麥吉爾大學醫學院博士後研究。加拿大內科學院院士，美國筷子醫學及起削學專家，暫任美國奇力醫院橋子醫學生任。現已退休，從事文學、醫及與寫作，出版書籍十餘種，得獎無數，現任世界華文作家聯會（香港）理事。

翁麗
社會工作者，家庭治療師。畢業於香港中文大學社會工作系，英國伯明翰大學工商管理（公共行政）碩士（2000）及香港大學婚姻及家庭治療碩士（2007）。從事長者及長期病患者康復逾二十多年，曾協助成立心臟病人互助組織「關心您的心」，現從事長者服務行政管理工作。

每個人都有自己的故事，每個人的故事各自精彩。

尹浩鏐，中國中山醫科大學及臺灣大學醫學院畢業，加拿大麥基爾大學醫學院（McGill Univrsiy Medical School）住院醫生及博士後研究，美國核子醫學及放射學專家，加拿大皇家內科學院院士，英國皇家醫學會會員，世界醫學名人會名譽會員。曾任美國多所大學醫院核子醫學主任，中山醫科大學客座教授等職。退休後從事文學創作，擔任美國拉斯維加斯華文作家協會會長，香港世界華文作家聯會和世界旅遊文學聯會等理事。

上世紀六十年代，尹浩鏐從地球上的東方到達西方，為改變命運在異鄉異國辛苦掙扎奮發圖強，經歷曲折跌宕，情感波瀾糾結、酸甜苦辣，他的人生頗富傳奇色彩。

不向命運認輸，勇往直前，勤奮努力，造就了尹浩鏐的成功。

2013年9月15日于北京

SHOW小說7　PG1176

走進尹浩鏐的故事

作　　者／白舒榮
責任編輯／羅加宜
圖文排版／詹凱倫
封面設計／陳佩蓉

發 行 人／宋政坤
法律顧問／毛國樑　律師
出版發行／秀威資訊科技股份有限公司
　　　　　114台北市內湖區瑞光路76巷65號1樓
　　　　　電話：+886-2-2796-3638　傳真：+886-2-2796-1377
　　　　　http://www.showwe.com.tw
劃撥帳號／19563868　戶名：秀威資訊科技股份有限公司
　　　　　讀者服務信箱：service@showwe.com.tw
展售門市／國家書店（松江門市）
　　　　　104台北市中山區松江路209號1樓
　　　　　電話：+886-2-2518-0207　傳真：+886-2-2518-0778
網路訂購／秀威網路書店：http://www.bodbooks.com.tw
　　　　　國家網路書店：http://www.govbooks.com.tw

2014年9月　BOD一版
定價：250元
版權所有　翻印必究
本書如有缺頁、破損或裝訂錯誤，請寄回更換

國家圖書館出版品預行編目

走進尹浩鏐的故事 / 白舒榮著. -- 一版. -- 臺北
市 : 秀威資訊科技, 2014.09
　　面；　公分
BOD版
ISBN 978-986-326-242-8 (平裝)

1. 尹浩鏐　2. 醫師　3. 臺灣傳記

410.9933　　　　　　　　103006068

讀 者 回 函 卡

感謝您購買本書，為提升服務品質，請填妥以下資料，將讀者回函卡直接寄
回或傳真本公司，收到您的寶貴意見後，我們會收藏記錄及檢討，謝謝！
如您需要了解本公司最新出版書目、購書優惠或企劃活動，歡迎您上網查詢
或下載相關資料：http:// www.showwe.com.tw

您購買的書名：＿＿＿＿＿＿＿＿＿＿＿＿＿＿＿＿＿＿＿＿＿＿＿＿
出生日期：＿＿＿＿＿＿年＿＿＿＿＿＿月＿＿＿＿＿＿日
學歷：□高中 (含) 以下　　□大專　　□研究所 (含) 以上
職業：□製造業　□金融業　□資訊業　□軍警　□傳播業　□自由業
　　　□服務業　□公務員　□教職　　□學生　□家管　　□其它＿＿＿
購書地點：□網路書店　□實體書店　□書展　□郵購　□贈閱　□其他
您從何得知本書的消息？
　□網路書店　□實體書店　□網路搜尋　□電子報　□書訊　□雜誌
　□傳播媒體　□親友推薦　□網站推薦　□部落格　□其他＿＿＿＿＿
您對本書的評價：（請填代號　1.非常滿意　2.滿意　3.尚可　4.再改進）
　封面設計＿＿＿　版面編排＿＿＿　內容＿＿＿　文／譯筆＿＿＿　價格＿＿＿
讀完書後您覺得：
　□很有收穫　□有收穫　□收穫不多　□沒收穫

對我們的建議：＿＿＿＿＿＿＿＿＿＿＿＿＿＿＿＿＿＿＿＿＿＿＿

＿＿＿＿＿＿＿＿＿＿＿＿＿＿＿＿＿＿＿＿＿＿＿＿＿＿＿＿＿＿

＿＿＿＿＿＿＿＿＿＿＿＿＿＿＿＿＿＿＿＿＿＿＿＿＿＿＿＿＿＿

＿＿＿＿＿＿＿＿＿＿＿＿＿＿＿＿＿＿＿＿＿＿＿＿＿＿＿＿＿＿

11466
台北市內湖區瑞光路 76 巷 65 號 1 樓

秀威資訊科技股份有限公司 收

BOD 數位出版事業部

....

（請沿線對折寄回，謝謝！）

姓　　名：＿＿＿＿＿＿＿＿＿　年齡：＿＿＿＿　性別：□女　□男

郵遞區號：□□□□□

地　　址：＿＿＿＿＿＿＿＿＿＿＿＿＿＿＿＿＿＿

聯絡電話：(日) ＿＿＿＿＿＿＿＿　(夜) ＿＿＿＿＿＿＿＿

E-mail：＿＿＿＿＿＿＿＿＿＿＿＿＿＿＿＿＿＿＿